你好，抑郁

抑郁自救指南

于玲娜 ◎ 著

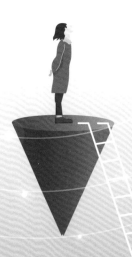

中国法治出版社
CHINA LEGAL PUBLISHING HOUSE

序　言

　　本书初版《我抑郁了吗》问世已有4年，其间在"豆瓣"等平台上得到了很多读者、抑郁者、同行的反馈，在此感谢大家。

　　这4年间，中国社会经历了巨大而难以描述的变化，人们的心态和精神面貌也和4年前大不相同。在我工作和生活可见的范围内，越来越多人对"抑郁"这件事有了切身感受，尤其"青少年抑郁"的可见案例大幅增加，一度成为社会关注热点。人们对抑郁的看法在发生改变，一定程度上更能共情彼此，"抑郁症"的污名化现象也大幅减少。

　　另外，心理咨询行业的发展仍未能满足社会需求。越来越多年轻人投身这个行业，但心理咨询师的修炼主要是"内功"，合格咨询师的成长周期在客观上并不可能强行缩短。而心理咨询行业缺乏监管、各类丑闻频出，也打消了很多人的求助念头。与此同时，心理学的科普和自助，以各种小"tip"的方式在互联网和自媒体上爆炸式增长。遭受情绪困扰的人在借助各种工具认识自己，但怎样对自己的问题进行深入、全面的理解和觉察，仍是一个有挑战的难题。本书再版，希望服务于更多受中轻度抑郁情绪困扰的读者，尤其是那些出于各类原因暂时无法接受心理咨询的人，帮助他们进行自我探索和自助。

也是在这4年间，我和映心堂心理的同事刘高霞咨询师共同策划并写作了一本关于产后抑郁的自助读物，算是对本书的一个补充和延伸（出版中）。抑郁的问题非常庞杂，每一个子类都值得拿出来详细讨论，希望这两本书可以抛砖引玉，吸引更多同行著书立说，切实帮助中国数千万受抑郁困扰的人。

我也想借此机会，再次澄清一个对"抑郁"的重要误解：它并不是一种类似慢性疾病或癌症的东西，来一两个诺贝尔医学奖即有望彻底攻克。简单概括而言，它是人类心灵在重重痛苦摧残下的一种自然反应，背后关涉宏大的社会、文化、历史背景。认清它是痛苦的产物，就会明白，要在集体层面有效地解决它，思路就是减少每一个个体在这人世间遭受的折磨和苦难，让大家尽可能活得容易些——这显然超出了我作为一介心理咨询师力所能及的范畴，但希望这一看法能启发更多有识之士推动社会进步，从根本上减少抑郁发生的温床。

本次出版修正了初版中一些表述不精准之处，希望能给读者提供更好的阅读体验。

目 录

第四章　走出抑郁（下）——外部的工作

第一章

认识抑郁

第1节　当我们谈论抑郁时，我们在谈论什么？

当代社会，抑郁症得到了如此多的关注，"抑郁"二字越来越频繁地出现在报刊、公众号文章、心理自助书籍、心理测试，以及各种正式和非正式的谈话中。与此相伴的，正是对这个词的"滥用"。

既然本书是为抑郁者写的自助读物，在进入正题之前，恐怕要先弄清楚，我们各自认为的"抑郁"是不是同一种东西，而本书要谈论的又是什么。

来看下面几个例子：

● A和朋友聚会，酒酣耳热，开始用调侃的语气吐槽最近接二连三遇到的倒霉事，结束语是"把我整得都抑郁了"，大家哄堂大笑。

● 工作了几年的B，最近在职场上产生了很大的压力。他没法完成销售业绩，看上去日渐消沉。领导越来越没有耐心，有一天不怀好意地问B："你是不是有抑郁症啊？"

● C最近连续遭受了好几次巨大打击，言语中经常流露出轻生念头，周围朋友都很担心，其中一位试探性地建议道："有没有可能是抑郁症？你要不要去检查一下？"C听了很不高兴地说："你才有抑郁症！你们全家都有抑郁症！"

● 转学进了一所新高中的小D，最近好几次被同学霸凌。他每天晚上躲在被子里哭泣，夜里常常失眠，日常生活也提不起劲儿。小D有点怀疑自己"抑郁"了，于是上网找到一个在线的抑郁症测试测了一下，发现自己是"中度抑郁"。小D把这一结果告诉父母，父母说："什么抑郁不抑郁的，我看你就是犯懒病，不想去上学。"

在小D的多次要求下，父母终于带他去医院精神科进行检查。医生问诊后，说还要再观察观察，因为症状持续的时间比较短，尚不能诊断为抑郁症。从医院出来，父母对小D说："都说了不是抑郁症吧？你们这一代孩子，就是日子过得太舒服了，从小没受过什么挫折，抗压能力弱！"

小D告诉好朋友小E，自己在网上测出了抑郁症。小E从公众号里翻出一篇文章给他看，说："别太担心，你看这里也说了，抑郁症其实就是一场心灵的感冒。"

● 新闻报道说，明星F在家中自杀，疑为抑郁症所致。

从这几个例子中，我们可以得到这样一些观察结果，是正式开始讨论抑郁问题前需要明确的。

（1）说自己"抑郁"的人，不一定真的抑郁，比如A；而抑郁已经严重到要自杀的人，也可能仍然没有意识到（或者不承认）自己抑郁，比如 C。

（2）尽管把心理问题视为正常困扰的人已经越来越多，但在不少人的感受中，被认定为具有心理问题（包括抑郁）仍然会给其带来一种羞耻的感觉——我们称之为"病耻感"。C 的生气，有可能就是被激起了这种病耻感。

（3）和病耻感相对的，是"污名化"和攻击：既然你有可能因被认定为抑郁症而感到羞耻，就可能有人通过说你是抑郁症来攻击你，让你感觉羞耻，比如 B 的领导。

（4）当抑郁作为一种常见的身心问题被接纳时，自然会带来一种"病患的特权"。正如在学校里发烧了老师会让你早点回家，也许还会允许你明天不用交作业，抑郁者和同情他们的人也会希望周围人对他们"温柔以待"。

（5）与（4）对应的是，并非所有人都乐意给抑郁者额外的优待，一些学校可能会因为学生有抑郁症而劝退他，一些企业也可能会找借口裁掉那些有抑郁症的员工。像小 D 父母这样的，更是大有人在，他们不能接受孩子以任何"理由"或"借口"放松学习，不愿意承认孩子有"病患的特权"，也就更不愿承认孩子得了抑郁症，或允许孩子因抑郁症在家休息了。

出于这样的原因，很多人在发现自己得了抑郁症时，都会犹豫要不要告诉父母，要不要用诊断书来向学校申请休学或向公司请假。他们会担心自己的家人像小 D 父母这样，担心"患过精神疾病"的记录被写进自己的档案，担心被学校劝退，担心公司不再重用自己……而这些担忧，无论是真的发生，还是仅仅作为担忧停留在内心，显然都会加重抑郁者的心理负担。

（6）最近几年越来越流行"抑郁是心灵的感冒"这种说法。一些人这样说的初衷，也许是希望大家接受抑郁症是一种十分常见的心理问题，但"像感冒一样"的说法还是会带来很多误导，比如：

- 多喝热水，休息几天就好了。
- 不用特别做什么，该干吗干吗。
- 不会有生命危险。
- 不用担心复发。

事实当然不是这样的。我在和抑郁来访者的工作中观察到的其实是：

虽然一部分抑郁症听之任之也会自然康复，但这种情况比较少见，而且可能要耗费多年时间。也有很多抑郁症，如果听之任之，会越来越严重。

感冒通常不会带来生命危险，但抑郁是一种会导向自杀的心理问题。

大多数的抑郁康复时间要以"年"计，休息几天就能好的本身就不是抑郁。

如果没有解决抑郁的根源，很多人的抑郁都会复发。复发的契机包括：进入特定季节、在工作或生活中遭遇压力、失恋、亲人去世、进入下一个人生阶段（搬家、结婚、生育）等。

感冒的人也许不方便上班上学，只能请假在家，但基本的生活和自我照顾的能力是有的。可我们不能用这一标准来要求抑郁的人，对一些中度、重度的抑郁者而言，起床可能都难以做到。

所以"心灵的感冒"这种说法，虽然可以在一定程度上缓解病耻感，但对当事人而言，也可能强化侥幸心理，延误问题的解决。如果家人朋友认同了这一说法，也可能对抑郁的人提出不现实的生活和康复要求，反而给他们带来更多压力和挫败感。

这样的比喻也会给我们心理咨询师的工作带来难度。在真实的咨询中，对具有较轻抑郁情绪的来访者进行 20 至 30 次的咨询是很常见的，而对那些抑郁多年的来访者，咨询次数上百的也不少见。如果来访者事先认同了这个比喻，来找我们解决"心灵的小感冒"，希望得到一颗感冒药或几个简单的建议就能痊愈，其可能性是微乎其微的。

（7）也是近几年，在一些公众人物自杀的新闻中，常常出现"疑为抑郁症"一类的描述。其实当事人是不是因为抑郁症自杀，最有说服力（或许也是唯一有说服力）的证据是生前的诊断书。

尽管抑郁症可能会导致自杀，但并非所有的自杀都是由抑郁症直接导致的。公众人物的死，常常牵涉很多利害关系，死因到底是什么，对外人来说并不重要，但在利益相关的人那里，却可能关系重大。说某个公众人物是因抑郁症自杀，其实更像是一种"结束话题"的动作：是死于一种心理疾病，大家都散了吧！

本书接下来要进入关于抑郁的正题。初版到再版这三四年间，很多儿童和青少年到各地医院精神科就诊，已经成为一种引起关注的社会现象——其中很多人当然就是有抑郁症。家长们想知道自己的孩子怎么了，但奇怪的是，他们中的相当一部分并不真正想了解抑郁症。这三个字在他们眼里，就像是"孟乔森综合征"或者"传染性单核细胞增多症"：医生说是什么就是什么吧，反正咱也不懂，你就说怎么治吧？西医还是中医？吃药还是针灸？

方便起见，本书不得不从一些医学或心理学概念入手，但如果你能认真读完，恐怕会赞同我的一个看法：要弄明白抑郁症是什么，你并不需要多少生理学和医学知识，所有真正懂得人生之苦的人，只要稍加点拨，都能理解抑郁症到底怎么回事。而很多人，虽然周围有亲人得抑郁症，却不愿意去真正了解抑郁症，甚至不愿意承认它存在，原因也在这里——不想去触碰人生之苦。

那么，到底什么是抑郁症呢？

下面，我们就来进入正题，解析什么是抑郁症。

在《精神障碍诊断与统计手册（第五版）》（DSM-5）中，区分了两种与抑郁有关的心理问题，一种被称为"抑郁症"，另一种被称为"持续性抑郁障碍"。

抑郁症的诊断指标包括：

（1）大部分时间情绪低落。

（2）大部分时间对几乎所有活动缺乏兴趣或乐趣。

（3）明显的体重增加或减少（>5%），食欲增加或降低。

（4）失眠（通常为睡眠维持障碍），或睡眠过多。

（5）他人观察到的精神运动性激越或迟滞（未自我报告）。

（6）疲劳或乏力。

（7）无价值感或过度的、不适当的内疚感。

（8）思考能力下降、注意力不集中或犹豫不决。

（9）反复出现自杀意念，企图自杀，或制订了自杀的具体计划。

以上至少要符合5项，并且在2周内几乎每天存在，（1）和（2）至少存在一项，才能判断为"抑郁症"。

而持续性抑郁障碍的诊断指标是：

（1）食欲不振或暴饮暴食。

（2）失眠或睡眠过度。

（3）乏力或疲劳。

（4）自卑感。

（5）注意力不集中或难以做出决定。

（6）绝望感。

以上至少要符合两项，并在两年以上多数时间内存在情绪低落，或者前面的抑郁症持续两年以上没有缓解，就是持续性抑郁障碍。

不同版本的诊断手册、教科书会略有不同，在这个网络发达的时代，大家也很容易在网上找到抑郁症的自查量表，其中的条目会更细致些，但都和上面列出的这些大同小异。

不过，在具体的心理咨询工作中，我经常发现，不少人对一些条目是感到困惑的：

● "我自卑吗？有时候好像是有一点，但有的时候，我对自己感觉过于良好，甚至会列一些自己根本完不成的计划，答应别人自己根本做不到的事。"

● "我的确经常内疚，但我觉得我所有的内疚都是应该的，一点也没有过分。"

● "我是符合其中一些描述，但并非每天都有，也就是不时出现一下，转移注意力就没事了。不过这样的情况已经持续好多年了，算不算是抑郁呢？"

的确，如果严格对应诊断标准，很多人恐怕会发现，自己虽然既不是抑郁症，也不是持续性抑郁障碍，但似乎有那么一点"疑似"。

如果你感觉到了这种"疑似"，那么，本书也是为你而写的，虽然你从来没有被正式诊断为抑郁症，虽然上面提到的这些状态从来没有给你的学习、工作和生活带来致命影响，但我相信，这本书会给你不少收获，帮你改善内心状态。

而如果你已经被诊断为抑郁症或持续性抑郁障碍，甚至被它们困扰了很多年，四处求医都得不到好转，那么，本书会为你提供一些新的理解抑郁症、理解自己的角度，从而找到最适合自己的路径。

所以，这本书要谈论的到底是什么呢？

本书讨论的主题，相比"抑郁症"或"持续性抑郁障碍"，我更愿意称之为"抑郁型人格"。这意味着，它是一种性格特质，是长期的、相对稳定的。当你有这类特质时，无论是抑郁症、持续性抑郁障碍还是疑似抑郁，都可能时不时出现在你的生命里。有时你会觉得"好像好了"，有时你会觉得"又犯了"——而不是像一些幸运的人说的那样："啊，抑郁症啊？我也得过，其实我从小到大都挺乐观的，但我外婆去世那会儿，突然就想不开了，得了几个星期，熬过去想开了就好了，之后再没犯过。"这就真是像感冒一样的抑郁症了。这样的人当然不会需要这本书，正如你不用为了治好一次感冒而专门去读一本书。

所以，在本书中，我很少使用"抑郁症"这个词，而更多地用"抑郁者"或"抑郁的人"来指代这一类抑郁的"易感人群"。本书正是为他们而写。

由于我的工作（心理咨询）是通过和来访者谈论他们的内心感

受来帮助他们，而不是使用《精神障碍诊断与统计手册》那样更加"外部"的视角对他们做出"诊断"，所以在接下来的三节里，我就用一种"内在"视角，分别从"思维""情绪""身体感觉"三个角度，描述抑郁者的心理世界，帮助大家了解抑郁到底是什么。

第 2 节　抑郁者的思维习惯

要先说明的是，把"思维"放在第一部分，并不意味着"思维"决定了其他几个部分。虽然一些心理咨询流派会这样认为，并尝试通过改变人的思维习惯和想法来改善抑郁，但很多时候恰恰相反，是其他几个部分影响了思维，或者说，思维是其他几个部分的"伴随产物"。我把思维放在第一部分，只是因为，当人们开始"反思""反省""反观"自己时，"思维"是最先，也是最容易被意识到的。

抑郁者经常会有以下这些内在思考方式：

- "这件事是我的错，我本该做得更好。"
- "我怎么都做不好，简直是个废物，毫无价值。"
- "我这个人简直糟糕至极，有各种毛病和缺陷，连我自己都看不下去。"
- "如果我由着性子来，会伤害到别人，还会有很可怕的后果。"
- "我的未来毫无希望，什么也不会改变，只会越来越糟。"

- "我这样的人活在世上，只是在浪费资源。"

- "没有我，这个世界会更好。"

- "生而为人，我很抱歉。"

让我们大致总结一下抑郁者常见的思维习惯。

（1）遇事过度"向内归因"

向内归因是我们这个时代主流文化、教育和成功学经常鼓励的思考方式——"抱怨毫无意义，要多从自己身上找原因"。所以，学习成绩差，不是老师教得不好，而是你自己不用功；工作上的问题解决不了，不是前辈不肯好好教你，而是你的个人能力不行；至于你得了抑郁症，就更不要怪什么原生家庭了，应该找找自己的原因。

很多时候，这套话术是在转嫁责任。不过抑郁型人格多数比较老实，很吃这一套；有时候，当我们对这一套深信不疑时，就走上了成为抑郁型人格的道路。

也许有读者会反驳道："可是，人只有不断反思自己，改变那些自己能改变的，才可能不断提升，走向成功啊！"

也许吧。不过本书的目的不是要告诉你怎样走向成功，而是要告诉你怎样走出抑郁。的确有一些"成功人士"是抑郁的，而当他们走出抑郁后，也许会变得不那么"成功"。如果这两个目标在你生命中有冲突，你是要成功还是要心理健康呢？

无论想选哪个，都不妨勇敢去尝试。心灵的世界里，不存在"没有回头路"一说。很多人的一生都需要兜兜转转，才能明白自己想要什么。

（2）对自己有过多的负面评价

我们生活在一个充斥着各种评价的时代。如果你已经养成了"向内归因"的习惯，那么，在归因的过程中，很容易把一些负面评价带进心里，变成对自己的负面评价。"向内归因"很容易带来这样的自我评价："我是个不用功的人，个人能力也很差，而且因为管理不好自己的情绪，还得了抑郁症。"这样的想法本身就会让你更加抑郁。

（3）认为自己一无是处，毫无价值

想象一下，如果"向内归因"的习惯已经渗透了你生活的各个角落，带来的负面评价日复一日堆积起来，最终你是不是会得出这样的结论："我一无是处，毫无价值。"

（4）施害妄想

你也许早就听说过"被害妄想"：老觉得有人要害自己，街上的行人是在跟踪自己，饭店的服务员要给自己下毒，公共汽车司机要把自己带到偏僻的地方关起来，而车上其他乘客都是为了麻痹自己请来的演员。

施害妄想则是一种相反的想法：

● "我什么也做不好，一定给别人添了很多麻烦吧？"

● "我把剩饭倒了，而非洲的孩子饿着肚子，一定是因为我浪费了食物，他们才没有足够的食物吧？"

● "我告诉闺密看见她男朋友和别的女生搂搂抱抱，她整个人都崩溃了，我真是太不考虑她的感受了，怎么能说这样的话伤害她呢？"

显然，这些情况下你并没有"伤害别人"，就算别人遭受了损失或处境悲惨，也不是因为你伤害了他们。如果有些事情做不好，适当接受他人照顾也未尝不可。就算你饿着不吃，省下来的食物也不会自动出现在非洲饥民的餐桌上。你的闺密是被真相刺痛，伤害她的是她男朋友而不是你。大部分抑郁者的大部分内疚和自责其实都是来自施害妄想，而不是真的做了什么伤天害理的事。有抑郁倾向的人对自己的道德要求常常比普通人更高，甚至有人戏称这是一种"好人才会得的病"。

（5）对未来的悲观和无望

- "如果高考没考好，我这辈子就完了。"
- "如果离开他，肯定再也找不到爱我的人了。"

除了觉得自己的未来一片灰暗，抑郁的人还常常会用这种悲观的视角来看待外界：

- "人类这样下去一定会灭绝的。"
- "世界末日就要来了，做什么也没有用。"

（6）无意义感和自杀念头

试试看，把下面这句话放在上面这些想法的后面，大部分都毫无违和感："既然这样，那我还活着干什么？不如去死吧。"有时，这样的想法真的会让抑郁者付诸行动结束生命。

这些思维习惯，是很多抑郁者的家人和朋友都比较容易发现的部分。很多时候，他们对抑郁的认识往往就停留在这里了。然后，由于急切地想帮助抑郁者走出抑郁，这些家人和朋友经常会给出如下建议："你这样想问题的方式是不对的，是这种思维方式导致了你的抑郁，所以你不这样去想问题，抑郁就会好了。""你看，道理很明白，你怎么就是想不通呢？"甚至是："你就是想太多了才抑郁的，什么都不要想就好了。"

很多人开解别人时都喜欢说："你不要这样想啊。"但其实，简单直接地让一个人"不要这样想"几乎是不可能做到的，甚至可能遇到"白熊效应"——越不让你想什么，你反而越容易想到它。而当抑郁的老实人发现自己做不到时，又开启了"向内归因""自我贬低""失去希望"的思维习惯："他们说得对呀，我只要改变自己的想法，抑郁就好了。可我居然连自己的想法都无法改变，我已经无能到这种地步了，真是无可救药。"

改变想法的确相当困难，本书的很多部分也试图改变一些人对抑郁者的有害的偏见。如果你发现身边有这样的人，可以把相关的章节拿给他们读读，看他们能否改变。大部分时候他们并不会改变，但我还是希望你亲自去验证一下。

上面的那些针对思维习惯的建议，都只看到了抑郁这座冰山浮在水面上的部分，并试图通过撬动这部分来改变冰山，但这种做法很少成功，有时还会加重当事人的抑郁。

接下来，让我们看看经常容易被忽视的情绪和身体感觉。

第 3 节　抑郁者的情绪感受

情绪和思维经常存在对应关系，对照前面的那些"内在想法"，你也许已经能猜到抑郁的人经常会有哪些情绪感受。另外，有些情绪感受并不容易形成明晰的思维观念，所以在这里补充一部分。来看看都有哪些：

（1）内疚感

"是我不好，是我不对。"

内疚感是一种让人的自我向内紧缩甚至坍塌的感受，在缓慢而艰难的呼吸中涌起悔恨和自责。多么希望事情没有发生，或者可以重来一遍。做错的事情，就算没有人知道，没有在外人眼中留下"道德污点"，也在抑郁者心里留下了良心上的疤痕。

内疚感带来的紧缩，让我们无法再舒展自己，无法允许自己享受，无法释放并满足自己的欲望——当我们压抑这种内疚感的时候或许可以做到，但当它再度出现时，我们又会为前一刻的享受和舒展感到内疚："都做了这样的事，我居然把它抛到脑后，还跑去大吃大喝，真是无法原谅。"

（2）自责感

自责感是从内疚发展而来的。你断定自己做错了事，在此基础上，出现了一股对自己感到愤怒、攻击自己、责怪自己的力量。你常常能在内心听到这个自责的声音，它像极了一个气急败坏的家长或老师对"熊孩子"的责骂："你太让我失望了！为什么别的孩子都好好的，就你这样！一点也不懂事！简直是个笨蛋！……"

自责感不像内疚那样内收和坍缩，它在焦虑、愤怒和痛苦中来来回回，有时很有力量，甚至很有行动力。一个内疚的人也许会抱着头坐在黑暗里很久，而一个自责的人则有可能在房间里走来走去，嘴里咒骂自己，掐自己身上的肉，最后逼自己坐到桌前好好工作，有点像那些看到孩子成绩单后变得暴躁的家长，一顿打骂之后，还是要逼着孩子回书桌前学习。

（3）羞耻感

羞耻感是一种和他人目光（或想象中的他人目光）有关的感觉，觉得自己不得体、不合适、不体面、不被他人接纳，或者会被他人耻笑。它经常伴随着面红耳赤和一种想消失掉的愿望——"真想找个洞钻进去"以及希望把这件事抹掉的愿望——"要是没有人知道就好了"。

日常生活中的很多羞耻感，只是一种无伤大雅的尴尬，很快就会过去，多年后甚至会成为一种笑谈和趣事。比如，女生上厕所时走进了男厕，在镜子前遇到熟悉的男生，觉得是对方走错了，为了不让对方尴尬，还冲他笑了一下。再如，男生第一次去女方家见家长，把女生家的马桶堵住了。但严重的羞耻感，会导致社交回避、离开某个圈子、辞职、搬家，甚至"离开这个世界"。在生活中，一些有"不伦"行为的人，或者误入传销组织还拉了很多亲人朋友下水的人，当事情被公之于众或者自己突然醒悟时，常常会暂时"消失"，他们可能就是为了摆脱这种羞耻感，而选择从他人的目光中逃离。

（4）自卑感

自卑感是一种觉得自己不如别人，甚至低人一等的感觉。前面说到的内疚、自责和羞耻，最初常常是"对事"的，但如果累积起来，就会变成一种"对人"的整体感觉——"我就是这么差劲的一个人"。

自卑感会让人遇事缩手缩脚，裹足不前："既然我做不好，那还是不要去丢人现眼了吧。"就像课堂上那些仿佛也在认真听课，但从来不举手的学生。自卑感会让人错过很多验证自己和发展自己的机会，影响到学习、工作的结果和别人对自己的反馈，进而变得更加自卑，陷入恶性循环。

自卑感的持续，会带来一种"低价值感"。自卑的人经常能感觉到自己对自己评价过低，这种反思能力意味着他们心中还有一个部分是相对客观的，知道自己"也许并没有自己以为的那么糟"。比如，面试失败了，他们有时也会说："我明明知道该怎么回答，但就是太自卑了，觉得自己说不好，然后就真的说不好了，如果我再自信一点，说不定就能过。"

而在"低价值感"中，人们不会有这种不协调的感觉，他们会觉得自己拥有的就是自己应得的，别人得到的那些更好的东西，不属于自己，自己配不上。虽然在很多营销软文中，"低价值感"已经等同于"舍不得花钱给自己买贵的东西"，而"消费升级"则被吹捧为治疗"低价值感"的最好方法，但其实，低价值感在生活中有更广泛的呈现。

家庭中，"低价值感"在那个一直吃剩菜、刷马桶且从来毫无怨言的人身上；公司里，"低价值感"在那个能力又强又乐意加班还从不主动要求升职加薪，就算被升职加薪也会再三推辞，觉得受之有愧的人身上；婚恋市场上，"低价值感"则可能在那些每次找到的对象在旁人看来都明显"配不上"他们的人身上。

（5）匮乏感和被剥夺感

匮乏感是因为无法得到一些东西而产生的难受的感觉。被剥夺感则加了一层难受：仿佛这种"无法得到"是因为一些不公正的因素。

匮乏感是一种非常古老的感觉。人类历史的发展一直伴随着各种自然灾害、贫穷、物资短缺。在某些时空里，匮乏甚至成为一种常态，它带来的痛苦成为一种背景里的钝痛，但我们还是可以间接感受到它。比如，在许多童话故事和民间故事里，主人公开头总是一个不名一文的穷小子，而在故事的结尾，他得到了一笔财富，甚至还有一位佳偶。这类故事在很多文化和民族里都能发现，可以看作一种对逃离匮乏感的美好幻想。

相比之下，被剥夺感带来的痛苦则可能非常频繁地出现在青少年身上，尤其在那些阶层开始固化的社会和历史时期。"他有而我没有"，是因为"他比我优秀"吗？很多时候，可能只是因为"他更幸运"。这种"仿佛自己本该拥有却没有得到"的感觉，常常会让人感到郁闷。

（6）孤独感

抑郁者的孤独感，和"寂寞"很接近，就是一种"要是有人在我身边该多好啊"的感觉。他们渴望和人产生并建立情感联结，但出于各种原因，这种联结很难发生，他们只能不断体会求而不得的痛苦。比如，一个人去看电影，周围都是情侣；一个人去吃火锅，其他桌都是三五成群的。这些总是令他们五味杂陈。

对一部分抑郁者而言，孤独与否和社交生活是否丰富没有必然联系，即便身处聚会中心被众星捧月，他们仍然会感觉孤独（甚至会感觉更孤独）。此时，感觉孤独不是因为缺乏基本的陪伴和人际互动，而是因为觉得"没有人能看到、听到真实的我，没有人会真正接纳、喜欢真实的我"。

（7）分离感

在我们这个时代，分离感也是一种相当普遍的痛苦。比如，几乎所有留守儿童都深深体会过分离之痛。春节假期结束时，他们站在村口哭泣着目送那辆载着父母的中巴渐行渐远；放学回来，爷爷奶奶出去打牌了，家里没什么吃的，他们可能会伤感地想"要是爸爸妈妈在就好了"；被同学欺负时，他们也许会本能地想"等爸爸回来我告诉他"，随即又难过地想到爸爸也许还要大半年才会回来。

这样的事情发生得太多，等待的感觉每日煎熬着孩子，终于到了那一天，但父母回家时已满是疲惫，只想休整一番重新上路。可以说，父母也只是飘荡在外的"游子"，是回来"充电"的，哪里还顾得上孩子的需要。

于是，下次父母回家时，孩子开始变得冷漠、无所谓了。人都不需要先学会语言，就能学会"既然期望总是落空，那不如不要怀有期望"这样的道理。他们看上去"更坚强""更独立""更懂事"，其实是因为不再信任父母，心里已经把父母当成了一年见几次的远房亲戚。

类似的感觉也常出现在异地的情侣和夫妻之间。起初，彼此还能凭借书信、电话、视频维持情感联结，相互牵挂、担忧、安慰、鼓励。但当生病、争吵一类事情发生时，分离的痛苦就呈现出来了：亲自倒杯热水端过来，胜过一千次"多喝热水"的口头叮嘱；本来可以彼此拥抱一下就化解的龃龉，却因为吵来吵去升级到了分手。

分离，就是你需要的人介于"在你的世界里"和"不在你的世界里"之间。他们仿佛在你的世界里，因为你能听到他们的声音，甚至能看到他们的影像；但他们又不在你的世界里，因为他们不能在你需要的时候真实地出现在你身边，在现实生活中，你还是得完全靠自己。而由于他们若有若无的存在，你很难作为一个真正失去和他们之间联结的人，去寻找其他人建立替代性的关系。

（8）丧失感

很多事情会带来丧失感：失恋、亲人去世或宠物死亡、丢了工作、退休、衰老……人们也会用很多方式试图掩饰、否认或冲淡这些丧失感。比如，迅速进入下一段恋情来缓解失恋之痛；投入忙碌的工作来转移亲人去世带来的痛苦；用各种驻颜术来否认衰老带来的丧失感……

丧失有时会引发否认——"不，这不是真的"！有时会引发不理智的愤怒——"都怪那个救护车司机，他如果路上开快点，我爷爷就不会死"！有时引发自责和悔恨——"我要是一直和爷爷住在一起，他就不会出这种事了"！而当我们直面丧失感时，不仅要面对当下失去他的痛苦，还要接受不再拥有他的未来。如果一个桌脚坏了，我们需要找另一个东西来作为支撑；而如果爱我们的人离去了，则意味着或许在几年之内，我们都只能依靠自己了。

（9）无力感

抑郁的人经常有的一种感受，就是无力。它最初可能是种"无奈"的感觉——"这件事是一点办法也没有了"。但当这种无奈反复出现，堆积起来时，弥散到整个内心世界的无力感就出现了——"对任何一件事情，我都已经无能为力了。没有什么是我可以改变的"。

无力感有时会伴随一种不甘心，所谓"心有余而力不足"，无力感并不会让我们自动变得"无欲无求"，反而会让我们充分体会"求而不得"之苦。还想要，还有目标，甚至脑子里认为自己还能做到，或者还可以去努力。

但什么也不会发生。在心里，我们就是感觉到了深深的无力，就像陷进泥沼中，任何一次挣扎，只会让我们变得更加无力。当然，别人看不见你的泥沼，他们只能看见你年轻力壮、身体健康，却在一个天气晴好的上午躺到 12 点，起来吃点东西又默默躺了回去，仿佛一切理所当然。

无力感，是最容易被外界误解为"懒惰"的感受。

无力感也是十分常见的一种感受：在很多糟糕的事情发生时，我们常常感到无能为力，却只能作为"看客"，静静站在一旁——这就是很多学者所指出的"麻木"。

（10）绝望感

在绝望感中，人要么觉得眼前的痛苦实在难以忍受，看起来没有尽头，要么觉得未来灰暗、毫无意义、不值得去经历，比眼前还要糟糕。在绝望感中，自杀会是一个看似理性甚至对自己仁慈的想法。想象一下，你年老之后身患多种疾病，毫无治好的可能，而你一时半会儿也死不了，还得忍受几年甚至十几年漫长的病痛折磨。疾病剥夺了你的乐趣，让你吃不了好吃的，出不了门，甚至不能说话、不能阅读、不能看电影，却带给你没完没了的身体疼痛、大小便失禁、皮肤溃烂……照顾你的人也离你远远的，对你只有责任和义务，而无法产生任何怜爱与深情。

很多人都能想象这样的老人为什么不想活着，却难以想象抑郁的人为什么要自杀。其实重度抑郁者的内心世界也很类似，他们食不知味，无法欣赏美的事物，不知道别人孜孜以求的各种享受到底有何乐趣可言。同时，种种不适的身心感受轮番涌现，醒着的每一秒都在经历痛苦。遥遥无期，未来看不到希望——更可怕的是，没有人知道他们在经历什么，周围甚至不时传来质疑和嫌弃的声音：年纪轻轻就每天躺在家里什么也不干，要爸妈养着，也不害臊。

很少有人能真正理解抑郁者的绝望感，而这一事实又进一步加重了他们的绝望。

（11）对他人痛苦过多地感同身受而无法消化

很多抑郁的人在感受层面，对外界是持一种"敞开"的状态，他们很能体会别人的悲惨处境，并对之感同身受。比如，他们在街上遇到一个乞讨的人，就会感觉他好可怜，无家可归、饥寒交迫、没人关心、孤独凄苦……于是他们忍不住拿出钱包，甚至流下眼泪。这些感受，常常有一部分是他们自己的想象和投射。有时，几个小时以后，他们进了同一条街上的一家小吃店，想着这世上还有很多乞丐和吃不饱饭的人，那晚上就吃简单点吧，不要浪费。点完清粥小菜正要动筷，看到邻桌虽然一个人吃饭，却叫了大鱼大肉和酒，再仔细一看，正是那乞丐。

当然，更多的时候，他们其实并没有机会如此直接地看到真相。他们只是更容易感受到别人的痛苦，却很难感受到别人的快乐。经过这层滤镜，这个世界很容易被他们感受为一个满目疮痍、遍地苦难的修罗场。

这个世界当然有很多苦难，每一个关心它的人都会留意到，并愿意为了改变这种状况而付出努力。但如果抑郁者把这种感受放得过大，认为这是世界唯一的真实面貌，他们反而会因此陷入无力感和绝望感，无法采取任何有效的行动，甚至会希望这个世界早点灭亡，以结束这一切苦难。在这一点上，经常被看作"老好人"的抑郁者，非常意外地和反社会人格者达成了共识。他们可能都想毁掉这个世界，只不过反社会人格者是以此为乐，而抑郁者是以此为解脱。

说完了情绪感受，接下来的一节要谈谈大家可能不太熟悉的一个层面：身体感觉。

第4节　抑郁者的身体感觉

身体感觉是最容易被我们忽视的部分，但它的影响非常大。

在生命的最初两三年，我们的身体感受是相当丰富的。如果妈妈用手轻抚婴儿的身体，婴儿可能会感觉舒适放松，有时会被逗得哈哈大笑。学会爬行、学会走路，学会运用身体的某个部分，往往会让婴儿很有成就感。但对大多数成年人而言，成长的过程也是身体感觉退化的过程，身体的感受集中到了"食"和"色"上，很少再因被母亲轻轻抚摩而感到幸福。

而对大多数抑郁者，连"食"和"色"带来的美好感觉也变得微弱，身体要么有越来越多的不适感，要么变得像一台外在于自我的机器，就像游戏《植物大战僵尸》里那个驾驶着巨大僵尸机器人的博士，他们感觉到的"自我"是个被困在驾驶舱里的小人，透过眼睛这两扇小窗来观察世界并做出反应。

由于对身体的这种"不真实感"，他们很容易喜欢上《黑客帝国》这类文艺叙事：一切存在都是幻觉，而身体只是囚禁自我的牢笼。

在抑郁真正康复的道路上，我们不仅需要梳理自己的感受和创伤，也需要重新认识我们的身体，仔细觉察其中的感受，恢复和它的联结。

比如，很多抑郁的人会发现，运动可以改善症状，但是为什么呢？他们能感受到运动给身体带来了很好的感觉，那么在没有运动的时候，身体里那些"糟糕"的感觉又是什么呢？这些感觉对很多人来说并不容易描述，所以这里会用更多的篇幅来说明。下面就来一一介绍抑郁者常见的身体感受。

（1）灰暗感

很多抑郁的人表示，"我的生活是灰暗的"。这样一句话，对他们而言并非比喻，而是再真实不过的字面意义。他们当然不是色盲，如果要他们从视觉上对颜色做出辨识，是可以做到的。但颜色不仅是一种视觉信息，也关联着情绪和身体感受。比如，我们会把颜色分为"冷色"和"暖色"，并认为红色代表热情，橙色代表行动力，蓝色代表忧伤……抑郁的人也许能从视觉上认出颜色，但很难在身体和情绪层面"感受颜色"。他们有时会说"对这个世界没有感觉了"——这就和丧失对颜色的感觉是一致的。

（2）寒冷感

如果让抑郁的人描绘自己内心世界的季节，他们既不会选择生机盎然的春天，也不会选择炎热葱郁的夏天。抑郁时间不长，或抑郁程度比较轻的人，会选择秋天，有那种"天气冷下来，而且未来会越来越冷"的感觉。秋天的到来，也容易激活抑郁情绪。有些常年抑郁的人，会在每年秋季加重抑郁情绪。而古代诗词中的"悲秋"主题，其中也有很多是在描绘抑郁情绪：

- "枯藤老树昏鸦，小桥流水人家，古道西风瘦马。夕阳西下，断肠人在天涯。"（马致远《天净沙·秋思》）
- "寒蝉凄切，对长亭晚，骤雨初歇。都门帐饮无绪，留恋处，兰舟催发。执手相看泪眼，竟无语凝噎。念去去，千里烟波，暮霭沉沉楚天阔。多情自古伤离别，更那堪，冷落清秋节！今宵酒醒何处？杨柳岸，晓风残月。此去经年，应是良辰好景虚设。便纵有千种风情，更与何人说？"（柳永《雨霖铃·寒蝉凄切》）
- "渐老多忧百事忙，天寒日短更心伤。"（李觏《秋晚悲怀》）
- "榛荆满眼山城路，征鸿不为愁人住。何处是长安，湿云吹雨寒。丝丝心欲碎，应是悲秋泪。泪向客中多，归时又奈何。"（纳兰性德《菩萨蛮·榛荆满眼山城路》）
- "万里悲秋常作客，百年多病独登台。艰难苦恨繁霜鬓，潦倒新停浊酒杯。"（杜甫《登高》）

读了上面这些悲秋诗词，你能猜到我是用什么顺序来排列它们的吗？

感受是有深浅浓淡的。了解这一点很重要，这样你就能理解，为什么一个人只是看起来郁郁寡欢，另一个人已经伤心欲绝了，而他们的问题本质上却十分相似。而且，越是细致地描绘感受，我们越会发现人和人的感受原来如此不同。正如"一千个人心中有一千个哈姆雷特",一千个抑郁的人心中也有一千种抑郁。

顺便来看看,这些诗词中描绘的"秋天的抑郁",除了"冷"还有些什么——这会有助于你理解本书后面的内容。所谓"离愁别绪",秋天的抑郁常常与丧失和分离有关。丧失和分离的确是抑郁最常见的原因之一,这一点在第7节和第8节中会更详细地展开。

另一个相关的主题是衰老和死亡,这也属于"丧失"的范畴:衰老和死亡,正是生命和时间的丧失。

诗词里还提到了和抑郁相关的身体感觉——"寒"和"湿"。对那些抑郁较为严重的人,秋天还不足以匹配其心境,他们的内在天气更接近寒冬——那是一种冷漠的人际环境,有时还会加上孤独感、被剥夺感和匮乏感。

来试试看,听到什么样的故事会让你感觉发冷,甚至寒气森森?

- 古旧的房子里有个女鬼,她是被人害死的,但没有人知道她的冤情。

- 小女孩被大人管教,大人用针扎她,还不许她哭。

- 一个初中生被班里的同学欺负。没有人叫他的名字;传作业本时,他的作业本总是被人伸长手臂,用两根指头捏着边缘的一小块拎来拎去;课堂上任何需要协同分组完成的活动,他都会落单。

- 小男孩在树上玩,爸爸说:"你跳下来,我接着你。"他跳了,爸爸却闪到一边,让他重重摔在地上。他大哭抗议,爸爸说:"我就是要你记住，这个世界上没有一个人是值得信任的。"

● 由于各种原因，有些人并不注意采取避孕措施，已经经历过八九次堕胎。

感受一下这些故事给你带来的寒冷程度。在特定背景下，它们都和抑郁相关。有些关联让你很容易想到，有些关联则比较隐晦，比如第一个故事，你会说它"只是个故事"，但一些抑郁的人会出现类似的梦境。

我们来归纳一下，带来"寒冬感"的，到底是哪些东西。

● 死亡。自然界中很多生命会在寒冬中死去，人也如此。死亡本身也会带来一种冰冷感，如我们所说"凉透了"。

● 冤屈，如窦娥的"六月雪"。"天降异象"并不必然指向冤屈，如果窦娥在 12 月间被斩首，许下誓愿后，雪片落在她尸体上立即融化，读者大概会觉得和"冤屈"不太搭调，反而像是一种"满腔热血"的主题。

● 不得不压抑和吞咽的委屈。

● 冷漠、伤害性的人际关系。

说到这里，你也许会好奇："啊，难道这些就是抑郁的原因吗？"是的，还有更多。你可以先记住它们，在后面的章节里，我还会详细地梳理抑郁的原因。

（3）黑色浓稠感

关于抑郁的最早描述，可见于古希腊医生希波克拉底，他在另一位古希腊医生恩培多克勒的"四根说"基础上，提出了气质的体液说。他认为：人体含有四种不同的液体，即血液、黏液、黄胆汁和黑胆汁。它们分别产生于心脏（血液）、脑（黏液）、肝脏（黄胆汁）和胃（黑胆汁）。

希波克拉底认为，四种体液形成了人体的性质，机体的状况取决于四种液体的配合。其中，血液占优势的人属于多血质，黏液占优势的人属于黏液质，黄胆汁占优势的人属于胆汁质，黑胆汁占优势的人属于抑郁质。而每一种体液是由寒、热、湿、干四种性能中的两种性能混合而成。血液具有热—湿的性能，因此多血质的人温而润，好似春天一般；黏液具有寒—湿的性能，黏液质的人冷酷无情，好似冬天一般；黄胆汁具有热—干的性能，胆汁质的人热而燥，如夏天一般；黑胆汁具有寒—干的性能，因此抑郁质的人如秋天一般。

希波克拉底的论述局限于他的时代，在尝试理解人的不同气质时，使用了近似文学叙事的手法。但是，他把"黑胆汁"和"抑郁质"联系在一起，却和现实情况不谋而合。有不少抑郁的来访者向我描述过包含黑色黏稠液体的梦境。在梦里，有时是一碗黑色的浓汤、一盆黑色的洗澡水、一条黑色的小溪，有时甚至是一片黑色的海洋。

再来看看鲁迅《记念刘和珍君》里的描述：

可是我实在无话可说。我只觉得所住的并非人间。四十多个青年的血，洋溢在我的周围，使我艰于呼吸视听，那里还能有什么言语？长歌当哭，是必须在痛定之后的。而此后几个所谓学者文人的阴险的论调，尤使我觉得悲哀。我已经出离愤怒了。我将深味这非人间的浓黑的悲凉；以我的最大哀痛显示于非人间，使它们快意于我的苦痛，就将这作为后死者的菲薄的祭品，奉献于逝者的灵前。

鲁迅笔下的悲凉正好也是"浓黑的"。

总结一下，抑郁带来的黑色浓稠感，可能从三个通道被感知到：

- 仿佛这种液体在身体内部流动，类似希波克拉底的"四体液说"。
- 以视觉形式表征的，在身体外面某个地方的黑色黏稠液体，如一些抑郁者在梦中见到的。
- 一种仿佛存在于体外，让人"艰于呼吸视听"的黑色黏稠液体。正如普通人生活在空气里，鱼生活在水里，宇航员生活在太空中，抑郁的人有时就生活在这种液体"里面"，感觉呼吸、行走、一举一动都是艰难的。

（4）滞重感

这是一种中重度抑郁者会出现的身体感受，比浓稠感更进了一步。这种滞重感可能被旁人认为是"懒"。从旁人的视角看到的抑郁者，无论是从床上爬起来，还是从沙发上站起来，仿佛都要费很大力气。一件很简单的事，都不说洗碗拖地，只是把脏袜子从地上捡起来扔进洗衣机，抑郁者都会犹豫好久，慢慢吞吞，唉声叹气，做完了又一脸疲惫地躺进沙发里，仿佛做了什么了不得的事。

一些抑郁比较严重的人，走路的姿态仿佛脚上绑了千斤重的沙袋。旁人可能无法理解这种状态："你每天轻轻松松，什么都不用做，为什么还这副样子呢？"抑郁者当然知道旁人无法接受，所以将一些更滞重的感受都藏在心里了，只会跟咨询师和很好的朋友说一说：

- "喘气都让我觉得累，要是死了就好了，不用喘气了。"
- "早上醒来一点力气也没有，就盯着天花板，心想我怎么那么累，好像昨晚这一觉白睡了。"
- "他们说我这不对、那不好，我都听着，没有力气解释，光想想要说什么都觉得累。"
- "我觉得自己就像一摊泥，摔在地上就起不来了。"

如果你认真去了解，可能会发现，相当多被周围人认为"懒"的人，其实都有一些或轻或重的情绪或身心问题。民间故事里那个家人出远门把饼挂在他脖子上，他却活活饿死的人，恐怕就是抑郁者。

（5）压抑感

"压抑"这种感觉，有时像是一种情绪感受——"我觉得好压抑"。

但更多时候，你可以在身体层面直接感受到它，最常见的有三种形式：

- "自上而下"的物理压力。仿佛有人在你的肩膀、脖颈和背部压了千斤重的担子，让你觉得好沉重、好辛苦。这和抑郁者的行事方式有关，他们常常过度承担责任，甚至为周围人"背锅"。
- "拘束""被束缚"的感受。如果在心灵层面感受它，你可能会觉得自己很不自由，有太多条条框框。而如果在身体层面感知它，就是一种"由外而内"的压力，仿佛有人用绳子把你的四肢捆了起来，让你觉得好难受，想动却动不了。
- "胸闷感"，仿佛有一块大石头压在胸口。出现这样的感觉，常常是因为心里积压了太多的悲伤、愤怒和委屈。这种胸闷感，有时会影响到呼吸，让人觉得"喘不上气"。

（6）心痛感

不少长期抑郁的人，都出现过心脏不适。如果去医院检查，很多时候查不出什么器质性问题，有时医生也会建议他们"去看看精神科"。

什么事情会让你"心痛"呢？失恋，分手，表白被拒绝；重要的亲人去世或长期离开自己；看到或听说一个孩子经历了某种不幸……的确如此，心痛感经常出现在分离、丧失，或同情弱小带来的抑郁感受中。

（7）空洞感

有些抑郁的人，会描述身体内部有空洞感。有时它是一种泛泛的、大面积的空洞感，就像流行歌曲《感觉身体被掏空》中，用它描述了连续加班之后的感受。

还有时候，这种空洞感是一种具体的、在身体某个特定部位的感觉。比如，一些失恋、失去亲人，或者和亲人没有情感联结的抑郁者，会在心脏附近感觉到空洞。很多文学作品会形象地描述为"他把我的心带走了"，与之相关的感觉则是"我再也感觉不到快乐（开心）了"。

另有一些缺乏支持、从小必须独自应对各种困境的抑郁者，会在后腰部分感觉到空洞——"那里仿佛没有支撑""那个空洞让我感觉没有力量"。

（8）阻塞感

阻塞感也是抑郁者经常会体验到的，它常出现的地方包括：

- 心脏。这种感觉被形象地描述为"心里堵得慌"。
- 喉咙。喉咙里出现的阻塞感，常和内心某种情绪或想法没法表达出来有关。
- 呼吸。呼吸中的阻塞感最常出现，也最容易被忽视。当你感觉抑郁时，如果静下心来仔细留意自己的呼吸，会发现你的呼吸可能出现各种各样的阻塞感。抽噎时，呼吸会跟着时断时续；叹气时，呼吸会在呼气的末尾停留过长时间；感觉虚弱时，呼吸变得很浅，

"深不下去"；压抑和委屈的感受出现时，呼吸会"停在原地"，仿佛在憋气……

● 关节和肌肉。关节和肌肉也是情绪能量容易淤积并产生阻塞感的地方。长期抑郁的人，身体的灵活性容易变差，在自己家里走路都可能磕到家具，稍微动一动，就觉得身体里莫名酸疼。

还有一些阻塞感，是轻微而慢性的，大部分时间处在背景中，平时可能根本不会留意到，比如：

● 便秘。
● 月经推迟。

部分抑郁者会发现，在同样饮食和生活作息的情况下，精神状态不好的确会引发便秘和月经推迟。

（9）僵硬感

常年抑郁的人，如果平时不进行任何与身体有关的活动（运动、瑜伽、按摩等），就会逐渐发现身体变得僵硬起来。前面说到的关节和肌肉中的阻塞感，是可以通过运动、瑜伽、按摩等方式缓解的，但抑郁的人大多不喜欢活动自己的身体，所以阻塞感逐渐累积，身体会变得僵硬。具体僵硬的身体部位，会和前面提到的一些身体感受有关。比如，平时经常感觉到自上而下的压力，承担了过多的责任，就很容易发展成背部和肩膀的僵硬感。

（10）两极化的时间感

身处抑郁的情绪或身体感受中，我们可能会觉得时间过得很慢，因为各种不适的感受显得漫长而没有尽头。抑郁的人可能会在绝望的黑暗中问自己、问苍天："这种痛苦什么时候才能结束啊？"

而当我们开始用"正常生活"的标准来审视自己时，又会觉得时间过得很快，因为自己一动不动地待了几个小时，仿佛是在虚掷光阴。无数需要去做的事情已经跃入脑海，挤挤挨挨，带来一种密集恐惧。然而自己躺在那里什么也做不了，即便卧姿不舒服想翻个身，也要犹豫好久，似乎就是翻不动。

就算终于能动起来，抑郁者也要耗费大量时间在普通人难以想象的事情上：起床、穿衣、洗漱、吃早饭，收拾停当出门……他们有可能在任何一个环节突然停下来，陷入没有期限的发呆中……这一天也许就"毁了"，他们无法去上学或上班，就算是休息日，也没法出去活动。时间飞快地过去，到了下午两点，他们终于能够起身去倒一杯水喝了。

让抑郁的人不适的感受太多了，导致他们的工作效率下降。当他们用痛苦来度量时间时，会觉得时间走得太慢；而当他们用效率来度量时间时，又会觉得时间过得太快，于是常常在两极化的时间感中来来回回。

（11）麻木感

如果你还能感觉到前面描述的这些抑郁者常有的思维、情绪和身体感觉，那么我得说，你还算幸运，不是抑郁者中最严重的那部分。

　　有少部分非常严重的抑郁者，他们什么都感觉不到。如果还有反思能力，他们可能会说："我活得很麻木，什么也感觉不到，就像行尸走肉。"但如果抑郁严重到连反思能力都丧失了，就有可能连这样的话都说不出来。读到这本书，他们可能不会觉得和自己有什么关系，甚至可能会觉得不知所云——也有可能，他们根本无法阅读。

　　还有很多抑郁的人，虽然没有长期处在这样的状态里，但也短暂经历过这些。在这样的麻木感中，外在世界的大部分事物都很难抵达他们的内心。无论外在世界的人和事、声音和色彩，还是内在世界中身心状态的起伏变化，大多已经很难被他们意识的微光照亮。

第 5 节 "抑郁家族"的其他成员：
围产期抑郁、躁狂抑郁、季节性抑郁……

围产期抑郁、躁狂抑郁、季节性抑郁等被冠以各种前缀的抑郁，和前面描述的一般意义上的抑郁，既有相通之处，也有差异之处。它们虽不是本书讨论的重点，但需要先做一些区分和描述。

（1）围产期抑郁

相比这个略有点陌生的概念，大家更常听到的恐怕是"产后抑郁"。"产后抑郁"这个词让人直观地认为，这是"生完孩子后的抑郁"。其实，一些女性在怀孕期间也会抑郁，有的女性甚至在备孕的时候就开始抑郁了，"围产期抑郁"这一概念，则能涵盖这些情况。

围产期抑郁的危害，超过了一般意义上的抑郁，它涉及"两条人命"。大家都知道抑郁可能引发自杀，而围产期抑郁则可能让母亲做出伤害孩子的事，甚至带着孩子一起自杀。

现代医学通常把围产期抑郁归因于怀孕和生产带来的体内激素变化。除了围产期，女性在生理期和更年期也常常会体验到更多的负面情绪。但这只能解释其中一部分原因。几乎所有女性都会在这些时期经历激素水平的变化，却并非所有人都会陷入负面情绪。尽管怀孕和养育很辛苦，但也有不少母亲是享受这一过程的。

那么，怎样解释这种个体差异呢？从精神分析角度看，围产期抑郁最常见的一个心理原因其实是，"成为母亲"或"即将成为母亲"这件事，很容易激活女性幼年时在自己的母女关系中体验到的创伤，大量的负面感受释放出来，让其无法消化，更难以被人理解，加上围产期的各种外在压力——其实，围产期抑郁有非常复杂的社会、文化、家庭和个人心理原因，包括身体变化、生活习惯、角色的转换、对未来的焦虑、婆媳关系、周围人的支持，以及女性自身的童年创伤被唤起等。[①]种种因素交织起来，围产期女性的心理负担就更大了。

另外，堕胎或小产算"生育"吗？很多人恐怕认为不算，但的确有很多女性在堕胎或小产之后也会经历一段时间的抑郁。除了身体原因，堕胎或小产对女性而言，也是一种"丧失的创伤"。

（2）躁狂抑郁

躁狂抑郁简称"躁郁"，也叫"双相情感障碍"。如果说抑郁的人是"陷入情绪的低谷"，那么躁郁的人就像坐过山车一样，在情绪的高峰和低谷之间上上下下。

这听起来容易理解，但在实际生活中，很多躁郁的人以及他们

---

① 我和我的同行刘高霞咨询师共同撰写了一本专门讨论产后抑郁的书，供大家参考阅读（即将出版）。

身边的人，都误以为他们是抑郁，就连有些精神科医生也很容易把双相情感障碍误诊为抑郁症。这恐怕是因为，主流文化更接纳、认可和欣赏情绪激昂的状态，却对情绪低落的抑郁状态很不待见。观众看明星、老板看员工、年轻人看自己的交往对象……大多喜欢对方活力四射、兴致高昂、精力充沛、才思敏捷，而不喜欢其郁郁寡欢、暮气沉沉、愁眉苦脸。

如果你发现一个人同时拥有这两面，多半会觉得，他郁郁寡欢的时候是抑郁的，而活力四射的时候是正常的——一个人如果时而抑郁，时而正常，那他当然是抑郁的。他自己很可能也这样认为。我们大多希望自己元气满满而不要无精打采。这种希望有时会带来一种错觉：那个自我感觉良好、才华横溢、能力出众的自己，那个精力充沛、创造力强、可以花几个小时完成别人几天工作量的自己，那个谈笑风生、指点江山的自己，是真正的自己；而那个躺在家里出不了门、什么也做不了、连电话也不愿接的自己，只是生病了（得了抑郁症）。

这就是双相情感障碍：那个让你觉得正常的自己，"我就应该这样"的自己，其实是进入躁狂状态而超水平发挥的自己。正如那个抑郁的自己，是无法发挥出正常水平的自己。

这种说法也许会让初次意识到自己可能是躁郁者的人不太开心。但真相虽然痛苦，接受它却能给自己带来很多好处。如果一个人把超水平发挥的自己认作正常的自己，就可能在这种状态下给自己制订很多完不成的计划，等过山车从坡上下来时，不可能完成的工作就会让他傻眼，接下来变得更抑郁。

一些从事创作类工作的躁郁者，会在偶发的躁狂状态中，以惊人的效率完成优秀的作品。于是他们心想："对嘛，这才是我！我就是这样的旷世之才啊！"他们开始参考这种状态去预期未来：做计划、接订单、签协议、收订金……不久，躁狂状态结束，他们进入抑郁状态，什么都做不了。他们感到绝望："缪斯女神什么时候才会再次青睐我呢？"有些人甚至会用一些极端的方式或损害健康的药物，尝试激活躁狂状态（可能被认为是"创作状态"）。无论成功与否，结果当然都是一样的——进入抑郁状态。

躁郁的转换常常呈现出对称性：越躁狂，越抑郁；躁狂得越久，抑郁得也越久。如果抑郁暂时没有发生，那只是因为被攒到了未来。躁狂就像心理能量的透支，透支了多少，就要用多少抑郁来偿还。

也有一部分躁狂者的表现是话多、脾气大，甚至有暴力倾向，这当然就不是主流文化所能接纳的了。

（3）季节性抑郁

季节性抑郁并不是一种和前面讲的一般性抑郁不一样的抑郁类型，用"抑郁的季节性"来形容可能更加准确。前面提到的抑郁型人格中不少人会发现，自己的抑郁倾向总是在特定的季节加重。如果他们认为自己是季节性抑郁，可能会把抑郁归因于季节变化。季节变化当然不是抑郁的成因。关于抑郁的成因，我会在后面的章节中详细分类描述。这里要说明的是，季节变化的确容易"激活"潜在的抑郁倾向，或者"加重"已有的抑郁。

　　在咨询师同行们的经验中，影响最大的季节是春季。北半球每年的四五月，是抑郁高发的时期；第二个高峰出现在秋季，大量"悲秋"主题诗词的存在，从侧面说明了这一点。

　　一个概念被使用得越多，越有可能分化成各种新的子概念。古人有很多现代人听不懂的对"马"的称谓，正如现代人有很多古人想象不到的对"车"的称谓。随着"抑郁"一词的广泛使用，我们也会不断看到一些"超纲"的新概念，如"政治性抑郁"。不过，万变不离其宗，如果能深入了解抑郁，相信再多的新概念也不会让你感到困惑。

　　接下来的一章，就进入大家最好奇的问题了：人到底为什么会得抑郁症？

第二章

抑郁的成因

有兴趣翻开这本书的人，恐怕都会对这个问题十分好奇。但抑郁的成因不是三言两语可以说清楚的。在这一章中，我要用整整 8 节（从第 7 节到第 14 节）的篇幅来描述抑郁的常见原因，即便这样，仍然没有涵盖所有导致抑郁的原因。

如果你发现让自己抑郁的原因并不在这 8 节的描述中，也不必灰心。你可以跳过这一章，直接进入第三章和第四章关于怎样走出抑郁的部分，看看其中是否有对你有帮助的内容。了解抑郁的成因很重要，如果暂时无法了解，找到一些缓解抑郁的方式也是好的。

但首先，我要用第 6 节来做一个"预备讨论"，帮大家厘清那些可能会影响你认识抑郁真正成因的东西。

第6节　那些妨碍我们探索抑郁成因的东西

关于抑郁症的实证研究并不少见，大部分研究主要从两个角度理解抑郁症：一是生化角度；二是心理学角度。生化角度的解释和心理学角度的解释哪一个更有道理呢？留给你自己去判断。但在开始之前，有必要澄清一些背景性问题，这将有助于你得出更准确的结论。

（1）区分"共变关系"和"因果关系"

分清这两种关系，可以让你在读到"科学研究结论"时具备一双火眼金睛，大致判断这样的结论到底有多少信息量。来看这个例子：

你和室友生活在一起，他有一双扎眼的红袜子，每次这双袜子洗干净晾在衣架上，都会让你难以忽视。接下来，也许喜欢读侦探小说的你发现了另一个细节：每次红袜子晾在衣架上的那一天，厨房垃圾桶里的垃圾就会增多。随着次数的积累，你逐渐确定了这个"共变关系"：晾红袜子—厨房垃圾增多。那么，你会往前一步，断定这是一种因果关系吗？比如，"因为红袜子出现在衣架上，所以厨房垃圾变多了"。或者，"因为厨房垃圾变多了，所以红袜子出现在了衣架上"。

聪明的你恐怕不会得出这种无厘头的结论。凭借阅读侦探小说的经验，直觉告诉你后面还有更复杂的真相。于是你通过进一步的观察、小心翼翼的打探，获得了下面的信息：室友每次去健身房，都会穿红袜子。他在那里消耗了大量能量，回来就觉得很饿，又难以克制自己，于是睡前吃了很多东西。

这样，第二天早晨，你就会同时看到衣架上晾着的红袜子和厨房垃圾桶里更多的垃圾。然后，你得出结论：啊，真正的因果关系在这里！红袜子和垃圾增多之间并没有"因果关系"，而它们之所以出现"共变关系"，只是因为它们是同一个原因的两个结果！

到这里，你对物理世界的观察已经很敏锐了。然而，找到一个因果关系往往还不够，事件的发生一环扣一环，我们需要还原出一个更完整的"因果链条"，才能获得更全面的理解。于是，你继续假装聊天，向室友打探，获得了更多的因果关系：他为什么总要穿这双扎眼的红袜子去健身呢？因为他对健身房里另一位顾客产生了好感，但他性格腼腆，不知道该怎样搭讪聊天，只好换一身引人注目的行头来增强自己的存在感，希望对方注意到自己。

为什么他在睡前那么饿呢？为什么他不控制一下运动量呢？因为他太想表现自己，加上暗恋对方的兴奋和紧张感，使他每次都会消耗大量能量。后来呢？对方注意到他了吗？搭讪成功了吗？

故事讲到这里，你还记得它是怎样开始的吗？衣架上的红袜子，垃圾桶里的垃圾。"拉倒吧。"你可能会摆摆手。在此刻的你看来，这两个细节简直是这个故事中最无聊的部分。

现在我们来看看市面上一个常见的关于抑郁症的生化解释：抑郁症是大脑生病了，抑郁症患者大脑里面的神经递质水平不均，血清素浓度降低，所以人无法感觉到快乐。这一解释就混淆了"共变关系"和"因果关系"。生化物质的水平和我们的主观体验当然有"共变关系"，但并不意味着"是生化物质决定了我们的主观体验"。这种观点，就像是发现了红袜子和垃圾增多之间的"共变关系"，然后得出结论说，"是因为晾了红袜子，所以垃圾增多了"。

这种解释并非完全没有用，药物治疗抑郁症的原理，就是通过调整生化物质的水平来调节情绪状态。这就好比为了不让厨房垃圾增多，你偷偷把室友的红袜子藏了起来。这样一位腼腆害羞、轻易不敢去搭讪别人的室友，在发现心仪的红袜子不见时，会发生什么事呢？我猜他会等几天，也许一两周，暂时不去健身了——没有这双漂亮的红袜子，他拿不准心上人会怎么看自己。但之后的某一天早晨，你会发现厨房垃圾又增加了，而衣架上有了一双荧光色的袜子！

这就是用药物治疗抑郁症有时会出现的结果：你会发现症状暂时得到了缓解，然后过一段时间，症状又出现了，也许是一样的症状（另一双红袜子），也许是不一样的症状（一双荧光色的袜子）。然后医生可能给你换一种药（这次把室友的运动鞋藏起来），症状缓解一阵子，又出现了（他买了新的运动鞋）。不少依赖药物治疗的心理问题，都是在玩这样一个游戏。

有时，会出现一种药，稳定了"病情"，使其不再反复。就好像你室友在接二连三丢了很多健身用品后，认为这是上天给自己的启示：他和那位心上人并没有缘分。于是，他再也不去健身房了。

这样的情节推进大概会让你不耐烦，你也许并不关心什么袜子和运动鞋，你就想知道室友的相思之苦怎么样了，他和那位意中人有没有后续。人是情感动物，最让自己痛的往往是情感，对他人最大的八卦兴趣点也是他们的情感生活。如果带着这样的好奇心去探索抑郁，相信你会发现一个丰富的情感世界。本书后面的章节会进一步描述这个世界。

现在，相信你已经可以区分"共变关系"和"因果关系"了。接下来要谈另一个问题：寻求真相的过程，常常会受到利益的影响，有时这种影响可能是致命的。

（2）留意"解释的获益"

什么叫"解释的获益"？来看这样一个例子：

周日晚上，你玩游戏玩到凌晨3点，于是周一一早，你没有听见闹钟，比平时晚醒了半小时。你急急忙忙地收拾好出门，路上又堵车，终于到了公司门口，正要进去，突然撞上你的大领导："小萌啊，到了一批重要的货，人手不够，你快去帮忙！"你直接去了仓库，撸起袖子一阵忙活，干完后，拎着包去办公室。结果，你走进办公室的时间点，比平时晚了一小时，正好被小领导看到。小领导走过来，阴沉着脸，问你为什么迟到了。你内心复盘了一下迟到的原因，有这么几个：

- 熬夜打游戏。

- 没听到闹钟，起床晚了。

- 路上堵车。

- 被大领导临时叫去帮忙。

奉行"从不说假话，但有不说的真话"原则的你，会告诉小领导哪几个原因呢？我猜聪明的你只会告诉他第四个。"人精"小领导不动声色地"嗯"了一声，进大领导办公室汇报工作去了。没多会儿，他从里面出来，又走到你跟前说："不对的，你到楼下时已经迟到了。"

这时我想你会搬出第三个原因。

如果他反驳说每周一早上都是一样的堵，今天又不是什么特别的日子，你被追问不过，也许会把第二个原因告诉他。但熬夜打游戏的事，你恐怕不会告诉公司里的任何一个人。"那当然！"你会说。也许所有的原因都是真的，但每个原因说出来后，引发的后果是不一样的。这就是解释的获益。

来看看这一点会怎样影响我们对抑郁的理解。还记得第一节里小 D 的故事吗？让我们一起回顾一下：

转学进了一所新高中的小 D，最近好几次被同学霸凌。他每天晚上躲在被子里哭泣，夜里常常失眠，日常生活也提不起劲儿。小 D 有点怀疑自己"抑郁"了，于是上网找到一个在线的抑郁症测试测了一下，发现自己是"中度抑郁"。小 D 把这一结果告诉父母，父母说："什么抑郁不抑郁的，我看你就是犯懒病，不想去上学。"

在小 D 的多次要求下，父母终于带他去医院精神科进行检查。医生问诊后，说还要再观察观察，因为症状持续的时间比较短，尚不能诊断为抑郁症。从医院出来，父母对小 D 说："都说了不是抑郁症吧？你们这一代孩子，就是日子过得太舒服了，从小没受过什么挫折，抗压能力弱！"

小 D 告诉好朋友小 E，自己在网上测出了抑郁症。小 E 从公众号里翻出一篇文章给他看，说："别太担心，你看这里也说了，抑郁症其实就是一场心灵的感冒。"

在这个故事里，每个人的解释，都可能有相应的获益：

● 如果小 D 能让大家相信自己有抑郁症，也许他就能请个假在家休息一段时间，从压力中慢慢恢复。

● 如果父母能把小 D 的情况说成是"犯懒病""抗压能力弱"，（在他们看来）也许就能让小 D 坚持上学，不要落下功课。小 D 的父母可能会抗议道："这明明是小 D 的获益，怎么是我们的获益呢？"这的确是父母的获益，因为父母想要一个优秀的孩子，而没有那么在乎小 D 要为这样的优秀付出什么代价。

● 小 E 可能的获益是什么呢？他当然有可能只是想安慰小 D，让小 D 不要为此太苦恼。但如果他的解释成功起效，就意味着作为朋友，他不需要为小 D 付出太多关心和照顾，就像对一个感冒的朋友或同学，我们只要提醒对方多喝热水、多休息，在关系层面，就差不多"仁至义尽"了。

接下来，我们把观察的范围扩大一些，看看你经常听到的关于抑郁症的解释，背后可能有哪些获益：

● 药厂和大部分开药的医生基本倾向于生化解释，因为这和他们的利益相关。如果每个抑郁的人都需要终生服药，对他们来说可是重大利好。

● 认知行为流派常常认为抑郁症是"错误的思维方式"导致的，他们的工作致力于"调整你的思维方式"。

● 按摩和针灸行业，也对抑郁症有自己的看法。

● 就连你现在读到的这本自助书，当然也希望提供能打动你的解释。

所有这些，背后都有或大或小的利益，从药物给医药行业带来的利益，到心理咨询给各个流派的咨询师带来的利益，再到每本卖出的书给笔者带来的版税收入。这种利益是必要的，正是利益的驱动，让这么多领域的人前赴后继地去研究抑郁症。但当研究者到了一个具体的位置上，这个位置牵涉的具体利益常常会妨碍他更直接地去探索真相。

就连本书，也难免受到这样的影响。我不会去讨论按摩和针灸能不能或怎样改善抑郁，不仅因为我不懂，也因为和我的工作没什么关系，谈清楚了我也不能真的去给来访者做按摩和针灸。但作为普通读者，无论你自己是抑郁型人格，还是你身边有这样的人，尽量获得相对全面的视角，并对每一种解释的获益保持警惕，是很有好处的。

再来看一个十分常见但不容易意识到的"解释的获益"。一些抑郁的人并不喜欢"抑郁可能和原生家庭有关"这个方向的解释，有时甚至会愤怒地抗辩："我爸妈对我很好！我的家庭很正常！"当然不是所有抑郁都和原生家庭有关。很容易想象的例子是，"二战"时期的犹太人，无论原生家庭多么幸福、健康，如果被送去集中营关上一段时间，仍然可能抑郁。但这一抗辩也可能有获益，最常见的是两种：

- 在我们的文化中，"家庭有问题"是一种带有贬低意味的评判，很容易引发羞耻感，因而这种抗辩可以保护自己的自尊心。
- 当一个人在心理上还不够成熟有力时，很难去想象"父母不那么爱我""他们曾经伤害过我""他们并没有爱的能力"，甚至"他们正在伤害我"这样的可能性。如果这是真的，就意味着世间可能没有人无私地爱自己，而自己无依无靠、没有后援——这种想法太过苦涩，很多人会选择抗辩，让自己免于直面残酷的真相。

这两种获益并不长久，有时甚至经常是饮鸩止渴，因为这些抗辩会妨碍你了解事实真相，从而无法从根本上解决抑郁问题。

有些抑郁者的父母就更不喜欢原生家庭方向的解释了："我辛辛苦苦把你养大难道还有错！你现在都已经成年了，难道不该为自己负责吗？"他们很容易把"探究问题的根源"等同于"对自己进行指责"。就像小 D 的父母那样，他们更容易认同各种非原生家庭取向的解释：

- "你大脑里的多巴胺分泌不足。"
- "你的观念有问题。"
- "你就喜欢胡思乱想。"
- "你心理素质不行，你看别人家的孩子……"
- "你就是日子过得太优越了，抗压能力弱。我像你这么大的时候……"
- "有病就带你去医院治，说我们干吗？"
- "你就是怕辛苦，想在家啃老。"

这些解释背后共同的获益就是："我可没有责任。"

为了争夺"解释的获益"，在一些极端的例子里，你可能还会看到各责任方的相互"甩锅"。比如，有时年轻员工在公司自杀，家属上门追责，双方就会各执一词。

家属："他从小到大都挺正常的，学习优秀，性格也开朗，怎么进了你们公司就抑郁了？不该是你们的问题吗？"

企业："我们公司制度灵活，工作轻松，上上下下几百人都好好的，就他一个人抑郁了，不是他自己的问题吗？"

对于那些逝去的人，我们已无从知道真相。即便他们还活着，或许自己也不十分清楚真相。真相是什么？接下来的几节里，让我们一起试着接近它吧。

第 7 节　凝固的丧失之痛

丧失，是产生抑郁最常见的原因之一。当然，对绝大多数人而言，导致抑郁的丧失，需要有一定当量。它不是像丢了一百块钱这样的丧失，而是：

- 分手、失恋、离婚。

- 亲人的去世。

- 重大财产损失。

- 失去身体的某个部分。

- 失去某种优势：青春、能力、地位。

- 失去某种重要的社会角色。

- 失去稳定的生活。

- 失去可能性。

- 失去任何对自己有重要意义、无法替代的东西。

　　丧失并不必然导致抑郁，真正导致抑郁的，是没有经过充分哀悼、没有被充分接纳的丧失。来具体看看这些丧失：

　　（1）永失所爱

　　失恋大概是我们最熟悉的丧失了。这是好友之间哭诉最常见的内容，也是最能引起他人共鸣的丧失，因为几乎所有人都会经历这种丧失。

　　失去所爱的痛苦是一种什么感觉呢？最常见的感觉是心痛。爱上一个人，就好像把自己的心交给了对方，而失恋，就像是这个人带着我们的心离开了。然而，这颗心还是长在我们身上的，所以会有种"心被撕裂""心碎"的感觉；有时还会伴随持续的呼吸困难，正所谓"撕心裂肺"。一些人的心好像真的被"撕开"了，接下来出现的感觉，就像一颗受伤的心裸露在寒风中。如果这时还有很多别的事情要应对，可能会有种仿佛拖着自己的心在地上摩擦的感觉。

　　接下来，可能会有种"心死了""心不见了"的感觉。麻木、荒芜、冷漠，春天的阳光不再温暖，小鸟的歌唱不再动听，没有什么会让自己快乐，正如什么也不会再让自己痛苦。如果正逢节假日走在欢庆的人群中，尤其会觉得自己和这个世界毫无关系。

　　看看新闻：某地闹饥荒，某个城市瘟疫肆虐，某个国家在打仗，某个岛在遭受台风……心死的人可以吃着烤鸡平静地看着这一切。生命于苦难中的挣扎在他们看来或许是一种奢侈的痛苦，因为他们的内心世界早已是一片死寂的荒漠。

　　来概括一下这个过程：刚刚失恋时，感受到的是心痛；如果同时还有别的压力，这种痛苦就无法流畅地释放，而成为带着摩擦感和钝挫感的痛苦；失恋一段时间后，可能会变成"哀莫大于心死"。

亲人的去世和失恋类似。但随着时间的推移，这两种丧失可能走向两个不同的方向。亲人去世，即便感情上一百个不愿意，理智上也知道：他已经停止心跳了，凉了，烧了，埋了，从此以后不会再回来了。这种感觉像是一趟单程列车，它有时会停下，如某天醒来，周围很安静，自己会有点恍惚，仿佛亲人还在隔壁房间里熟睡。然而，走过去看看，房间是空荡荡的，泪水流下来，列车又启程了。

失恋的感觉，则常常是时进时退、循环往复的。有时往前一步："我已经永远失去他了。"有时又退回一步："我真的失去他了吗？不一定，如果我做到……或许还能让他重新回到我身边。"有时往前一步，觉得这段关系也给自己带来了一些成长；有时又退回一步，用"天涯何处无芳草"这样的话来掩饰丧失的痛苦。

近年来，越来越多的年轻人信奉"走出失恋最好的方法就是投入下一场恋爱"。他们相信，应对丧失的最好方法，就是找一个替代品。这在应对物质层面的丧失时会比较有效。比如，你遭遇诈骗损失了一笔钱，于是想办法做个兼职，赚个外快把它补回来——这的确可以缓解丧失之痛，因为丢失的那笔钱和新挣的这笔钱似乎并没有什么不同。又如，你丢了一个手机，也许不仅没有丧失之痛，反而觉得高兴：手机更新换代那么快，正好借此机会买个更好的。

但关系的丧失并非如此。在日本电视剧《母亲》里，主人公——7岁的小女孩怜南养的一只仓鼠原因不明地死了，她很伤心。没过几天，妈妈给了她一笔零用钱，说："你喜欢的话，再去买一只吧。"怜南当然没有再去买一只仓鼠。在她以及每一个真正和相处对象建立了情感联结的人看来，对方在这个世界上是独一无二的，他就是他，当他离开了，那份和他建立的情感也就不可能复活了。找一个替代品，那就是另一个他，另一份感情，另一个故事了。

所以，那些寻找替代品来应对关系丧失的人，常常不仅难以疗愈心中的伤痛，反而会渐渐迷失自己，丧失建立情感联结的能力，把关系对象物化。因为只有物是可以完全替代彼此的，如果你设定了关系是可以相互替代的，慢慢地，他人对你的意义就变得和手机、鞋、包差不多了。

（2）重大财产损失

在我们所处的时代，这样的丧失并不少见。赌场上一夜输光家底、遭到诈骗送出自己所有的积蓄、金融市场动荡导致财富一夜蒸发……这种丧失是什么感觉呢？

● 辛劳付诸东流，很多人会用自己的固定收入来衡量这笔钱："一年都白干了！"

● 梦想、生活目标的延迟或丧失："这笔钱，我本可以用来……"

● 自我感受崩溃："原来我竟是个如此愚蠢／无能的人！"

● 对过去的悔恨："如果我当初……也许就不会发生这样的事。"

● 对他人的复杂感情，如怨恨："如果不是他……我也不会到今天这一步。"或内疚："本来可以留给孩子，结果现在……"

　　相比关系的丧失，重大财产损失有时会带来更复杂、更难以消化的感受。很多人（至少在理智层面）知道自己对关系的掌控力是有限的：花无百日红，月无百日圆，生老病死是谁都逃不掉的，强扭的瓜不甜，等等。但对财产则不然。我们所受的教育往往传递了一个信息，即一个人对他的财产可以有很大的掌控力：努力工作，钱就来得多；生活节俭，钱就能存下来。这是很多人日常生活中最基本的安全感来源。所以，财产损失常常伴随着悔恨、自责和糟糕的自我感觉，有时还会破坏基本的安全感，激发出被害妄想，甚至让人无法再信任这个世界。

　　况且，这种痛楚很难得到他人的理解：失恋了，那是遇人不淑，而没有看好自己的财产，还能怪谁呢？因失恋而抑郁的人，大多可以没有负担地来求助心理咨询；因财产损失而抑郁的人，却绝大部分不会求助心理咨询：一则不想再"浪费"更多的钱，二则不容易信任别人。他们常常选择自己消化这种痛苦，在他们看来，只有钱能治好自己的抑郁。而当这种损失特别大时，会蔓延到其他领域，引发更多的丧失，或是丧失感。

　　回头看看本节一开始列出的丧失清单，里面的很多部分在某些情况下和钱有关。有时人们会想，如果有更多钱，也许亲人的疾病就会得到更好的治疗，甚至可以挽回生命；如果有更多钱，伴侣也许就不会离开我们；如果有更多钱，自己就不必那么辛苦、过早衰老，还会有更好的能力、社会地位、生活质量，更多可能性……事实当然并不总是如此，可一旦丧失财产，甚至只是丧失了财产增加的机会，我们可能就会忍不住这样想下去。

还记得莫泊桑小说《项链》的主人公玛蒂尔德吗？为了那条项链，她失去了 10 年的青春和自由，过了整整 10 年节衣缩食的生活，才终于还清债务。有时候，从表面上看，某人只是钱财上的丧失，实际上却丧失了更多东西。

（3）失去身体的某个部分

由于先天、疾病或意外因素而失去身体的某个部分，是否会导致抑郁呢？据我观察，这很大程度上和周围人的反应有关。在感受到外界的态度之前，失去身体的某个部分可能会给当事人带来一种和别人不一样、残缺、不完美的感受。这种感受不好，但并不致命。放眼望去，人和人本来就不一样，而残缺和不完美更是普遍存在于这个世界上（尽管很多人耗费相当的精力去掩饰它们）。所以，很多得了重病或身体残疾的孩子，并不会因此陷入抑郁。他们在医院病房里嬉戏笑闹，心态上和健康的孩子并没有太大差别。但随着年龄的增长，他们会慢慢感受到这个世界镜像的一面：每个人看你的目光和表情都是一面镜子，让你感受到自己在他们眼里是什么样的。而内心尚未强大起来的人，很容易把"别人眼中自己的样子"等同于"自己真正的样子"。

在他人恐惧、嫌弃、鄙视、不愿靠近的目光中，失去身体某个部分的人可能会渐渐陷入抑郁。如果失去关系的痛苦使你痛不欲生，而周围人淡然地告诉你"都会好起来的"，那么失去身体某个部分的痛苦则恰好相反：你自己也许不用太费劲就能走出这种丧失本身，但周围人不断用他们的言行举止提醒你这种丧失。

如果在懂事以后失去了身体的某个部分，人可能会对这个世界产生怀疑：这是我曾经自以为了解的世界吗？这个世界当然没有变，只是你进入了之前你不去留意的那个部分。有多少人会留意公共场所的无障碍通道是不是真的可以"无障碍"通行？又有多少人会关心智力障碍的孩子怎样跟上学习进度，残疾人怎样谈恋爱和过性生活，以及那些切除乳房或子宫的癌症幸存者怎样面对她们的亲密关系？许多人在瞥见世界的这些部分时，都会下意识地扭过头去。他们更喜欢观看成功人士的光鲜亮丽，因为那是他们渴望的——正如回避不看的这些部分，是他们恐惧的。

这类抑郁的案例也不太会进入心理咨询的教科书。一方面，咨询费用的高门槛已经把他们拦在外面；另一方面，他们可能会认为这种问题不是心理学可以解决的。这种看法不无道理，因为问题的根源并不在他们身上，抑郁并不是身体障碍本身带来的。真正有心理问题的，是那些无视、嫌弃、伤害他们的人。这些人把自己对残缺、不美好、丧失竞争力的恐惧投射在他们身上，并下意识地认为，只要远离甚至打压他们，这些可怕的事情就不会发生在自己身上。

所以，这一类抑郁者的议题，不在于某种心理问题，而在于他们的心理能力还不足以抵抗这种投射：在别人嫌弃和拒绝的目光中，他们也产生了错觉，觉得自己不值得被爱、不值得被尊重。

（4）失去某种优势：青春、能力、地位、重要的社会角色

这些丧失和前面说的失去身体的某个部分有很多相似之处，但

一个重要的不同在于，它们是几乎每一个人都会经历的。

在女性身上，这种丧失感的第一个高峰，发生在 30 岁前后（具体年龄因文化而异，如在日本，35 岁才是女性进入婚姻的"末班车"）。女性丧失感的第二个高峰，是在更年期或者因疾病丧失了性欲或生育能力的时候。有些女性性生活并不活跃，也不打算要（或者再要）一个孩子，但无论出于什么原因，丧失生育能力或性欲，还是会对她们作为女性的自我感觉带来很大冲击。

在性别分工僵化的社会中，女性被赋予的角色主要是婚姻和生育，而男性的角色则是挣钱养家。所以男性这方面丧失感出现的高峰，就是在退休、失业、职业转换期，以及出现性功能障碍的时候。不过即便工作一直稳定，一些男性也会意识到自己在职场上的竞争力在慢慢丧失。

每当这些必将发生的事情来临时，男性和女性都有可能经历一场"小抑郁"。它可能没有那么强烈，不像前面说的那些重大事件一样带来锐利的痛感。

除非死于意外，否则我们终将变得衰老和脆弱。这一波波丧失，已经明明白白地等候在我们人生路上的每一个阶段。从某种意义上讲，人生是一个不断经历丧失、走向成熟的过程。而抑郁，就是丧失超过了心灵的消化能力，人生陷入了停滞阶段。

（5）失去稳定的生活

战争、自然灾害、历史变迁和重大社会变革，常常会破坏很多人生活的稳定性。他们被迫成为难民、流亡者，失去家园、工作和熟悉的生活方式，甚至在流离失所的过程中失去亲人、健康或身体的某个部分。

他们很可能也是抑郁的高危群体，不过再一次，这部分案例很少进入心理治疗的教科书和文献。人道组织能为他们提供基本的生活和医疗保障已属不易，像心理咨询这样非常难以进行"跨文化工作"的服务，就更少惠及他们了。

（6）失去可能性

这是心理咨询中常见的一类丧失：高考失意的优等生、被裁员的中年金领、退役的运动员、过气的演员……他们都拥有荣光闪耀的过往。别人的羡慕、崇拜、仰视、欢呼，在这个剧烈变化的时代，都可以在一夜之间烟消云散。这是一种从云端跌落的感觉。

这种丧失，常常引发对另一种平行生活的想象：虚幻的世界里的另一个自己并没有不幸跌落，而是一直大步向前，平步青云，功成名就，就像我们在媒体上看到的那些幸运儿一样。在这种想象的映衬下，现实生活不论是简简单单、粗茶淡饭，还是平平顺顺、小富即安，都显得不够幸福，且看起来毫无改善的可能性。跌落者于是陷入一种深深的无力感中，常常就此放弃自己的人生。我们在文艺作品和都市传奇中经常能见到他们。

（7）堕胎

这种丧失在第5节中讲到围产期抑郁时有所提及。但堕胎引起的哀伤，是不是女性专属的情感呢？

虽然每一个死去的胎儿都必然会有一个生理意义上的父亲，但我们所见的大部分因堕胎而哀伤抑郁的人却是女性。也许对男性而言，"丧失自己的胎儿"这种说法光是听起来都会觉得怪怪的。有时，他们会找个没人的地方大哭一场，但更多时候，我们无从知晓他们对此事的内心体验，只能从行动中瞥见一二：他们貌似潇洒地离开了；有时会给女方留一笔去医院的钱；好一点的情况下，会坐在手术室门口等着；更好一点的情况下，会在之后像照顾一个病人一样照顾对方一段时间。

我不止一次在中年男性讲述自己的过往时听到过这样一句五味杂陈的话："如果当初要下来，那我现在也有一个孩子咧！"

女性的体验却大不一样。一些女性会在理智上认同伴侣那种轻轻松松、仿佛一切尽在掌控的态度：首先，不会有事的；其次，即便有事，也有很多方法可以解决。他们说话的样子，好像这件事并不比换个轮胎复杂多少。但女性的身体和情绪，体验到的是一个截然不同的故事。仅仅是例假该来而没来，就引发了很多想象和担忧：我准备好做一个母亲了吗？这个男性是我愿意和他一起养育孩子的人吗？我的学业和事业怎么办呢？我们怎样抚养这个孩子呢？如果堕胎，是否会影响我今后的生育能力呢？如果怀孕了却无法养育，她就得做一个决定。

对男性而言，这可以是一个纯粹理性的决定：既然没法养，那就不要吧。但对女性而言，这显然不是一个由于条件不成熟而无法启动的项目。伴随着妊娠的进程，女性开始越来越多地感受到肚子里的胎儿，并不由自主地想象很多细节。现在有多大了？长出手脚了吗？有感觉吗？会知道疼痛吗？如果成功地来到这个世界上，会是一个怎样的孩子呢？……对她而言，这种丧失不同于失去身体的一部分，因为涉及另一个生命；但也不同于失去亲人，胎儿当然是她还未成为人的亲人，但她不得不自己选择结束它的生命。

堕胎这件事对女性的残酷之处在于：这条生命无法被养育的原因，是广泛而深远的（性教育的不足、男友缺乏责任感、家庭和社会不支持单身母亲、学业和事业的限制……），但女性却要成为结束这条生命的那个人，承担身体上的代价，并在心灵上背负相应的内疚和遗憾。很多女性会因堕胎这件事而抑郁一段时间，短则几周，长则数月。而那些看起来似乎没有受到什么影响的女性，常常只是隔离了当下的感受。几年后，这种封存的抑郁可能会再次袭来，让她们慢慢消化。在一些女性身上，堕胎甚至会留下一种慢性的、不时浮现的抑郁，前后持续十多年之久。

（8）丧失生命

死亡本身并不会给当事人带来抑郁：死都死了，不可能抑郁；而如果死里逃生，倒成了一件让人高兴的事。但对死亡的预期可能会给人带来抑郁，这一点，我们常常能在那些知道自己"大限将至"的人或他们的家属身上看到。

死亡只有一次，没什么经验可以积累，而在习惯性回避讨论死亡的文化中，人们会对死亡产生各种误解和想象。一个常见的误解是：死亡是一条线，一个开关，一种分野，你要么在这边，要么在那边，人要么是死的，要么是活的。

但除非你死于意外，否则活着的状态其实包含两种：一种是，你虽然知道死亡的存在，但它看起来还远，你暂时不用考虑——几乎可以当它不存在。这时候，你吃的每一餐饭，都是漫长人生中数万餐中的一餐：之前有很多餐，不计其数；之后也有很多餐，不计其数。喝的每一口水，经历的每一个早晨、每一个傍晚，乃至每一次呼吸，也都是如此。仿佛什么东西在流逝，但并不引人注目，甚至悄无声息。

另一种则是，死亡开始以相对稳定的速度逼近你，医学还能帮你估算出它大概什么时候会到来。这时的每一餐饭，就是"倒数第 n 餐"，下一餐饭，是"倒数第 n-1 餐"。吃一餐少一餐，n 在向 0 逼近。而喝下的每一口水，经历的每一个早晨、每一个傍晚，乃至每一次呼吸，也都是如此。这时你能清晰地感觉到：原来每一天，你都丧失了这么多！

这两种生活，是截然不同的。感受到死亡逼近的人，会把一切大大小小的丧失，全部变成高亮加粗的黑体字，无法忽视它们。

前面讲到的这些类型的丧失，有时是相互关联、一起出现的。比如，一个在事故中残疾的人，失去身体一部分的同时，可能还失去了工作的能力、出人头地的可能性，或许也要失去自己的社会地位和角色，更不幸的时候，还可能失去自己的伴侣——当这些丧失一起发生时，抑郁的可能性就很大了。

回到本节开头：抑郁的一个原因是，丧失没有得到充分的哀悼和接纳。那怎样才能做到充分的哀悼和接纳呢？其实就是要充分体验丧失带来的各种感受，并穿越它们。如果你现在就想知道怎么做，可以先跳到本书的第 17 节和第 18 节进行阅读。

第8节　分离与孤独

第4节讲到抑郁和秋天的关系时，提到过在中国古代的诗词中，分离导致的抑郁是一个很常见的主题。

想象一下，在交通和通信都不发达的时代，"有朋自远方来"是一件让人"不亦乐乎"的事；"他乡遇故知"居然可以和"洞房花烛夜""金榜题名时"相提并论；出个远门要"十里长亭相送"，"今日一别，不知何日再见"。

分离"撕开了"身体上的联结。很多言情影视剧都曾生动地表现过这一幕。比如，《新白娘子传奇》中白素贞和许仙被法海带人拆散的一幕。再如，人们有时会借助一些物件，试图在象征层面延续这种联结，"慈母手中线，游子身上衣"。

而在我们这个时代，理论上，你打开手机，就有可能和地球上任何一个同样有手机的人取得联络。有了飞机这样的东西，哪怕对方在天涯海角，真想见到也没有那么难。可以说，分离导致的抑郁因此而得到了大大的缓解。

成年人，尤其是那些受过教育的人，更容易对"分离之痛"免疫。他们可以将大部分时间活在符号的世界里，甚至可以通过一根网线满足自己所有的需求。但对孩子而言并不是这样。越小的孩子越容易受到分离的影响，他们还没有被卷入符号的世界，而更多地生活在身体的世界里。那些影响他们的事，常常发生在身体层面：有没有人抱他们，有没有人和他们待在同一个房间里，有没有人和他们一起拍手、唱儿歌、跳皮筋；有没有人早上起来给他们做早饭、送他们去上学；有没有人帮他们洗澡、监督他们刷牙；有没有人在天气变冷时给他们加衣服；有没有人在他们发烧时带他们去看病、帮他们降温；有没有人在他们要被别的孩子欺负时把他们拉到身后护着……相比之下，有没有人能通过电话或视频叮嘱他们要好好学习这样的事，对他们的意义几近于无。

很多成年人身上还留有这一部分，所以我们多多少少还是会体验到分离之苦。当代一些分居的年轻恋人，待在家时会连上视频通话，然后各做各的事，有一搭没一搭地说几句话，仿佛身处同一个物理空间。但当他们生病、失意或发生矛盾时，身体上的分离就变得明显了：一千句多喝热水多休息，不如一次真的端来热水并拉好被子；明明一个拥抱就能过去的小龃龉，却会争来吵去火力升级，最后提出分手；偶尔遇到别的有魅力的人，又心动又无奈……异地情侣之间的很多摩擦，常常是在掩盖分离带来的伤痛。和古代人的分离相比，这样的分离显得更加消耗人：你仿佛没有和对方分离，却没有得到充分的情感满足。

分离可能带来的下面这些感受，都可能和抑郁有关：

- 孤独感。"我一个人孤零零的，没有人陪。"
- 无助感。"我没有人可以依靠，出了事也不知道该找谁。"
- 自卑感。"他选择和我保持距离，大概是因为我不够好，和我在一起他不开心。"
- 丧失感。"我失去了很多和他开心互动的机会。"
- 安全感。"每天早晨醒来看见他，就会觉得很安心。现在却不可能了。"
- 空虚感。"他不在，我心里就空落落的，都不知道做点什么好。"

这些感受，在孩子、人格发展尚不成熟的人，以及经历过分离创伤的人那里，会更为强烈。

第9节　持续地被伤害而无法还击

抑郁的另一类常见原因，就是不断被伤害，却一直无法还击。伤害的种类可以是各式各样的：身体虐待和伤害、言语暴力，以及各种"看不见的欺凌"。让我们来一个个仔细看看。

（1）身体虐待和伤害

身体虐待和伤害，最常发生在婴幼儿时期至青春期。这个时期的孩子在体力上毫无保护自己的能力，如果养育者选择将他们作为出气筒或泄欲对象，他们是无法抵抗的。尤其是在"懂事"之前，部分成年人难以包容孩子身上健康的顽皮，对孩子"不讲道理"的正常天性感到挫败，却并不认为自己可能缺乏耐心和技巧，而是把责任全推到孩子身上，以管教为理由施以暴力惩罚。

从孩子的内心世界来看，这纯属无妄之灾。三岁以下的儿童几乎没有理性，没有时间观念，没有因果概念，没有内在道德约束，更不知道规则是什么玩意儿，他们常常无法理解惩罚是因何而来，也无法从惩罚中学会什么。对他们而言，"管教"是种随机出现的暴力伤害，他们不知道这和自己做过的事有什么关系，如果有什么可以与之联系的，也不过是养育者的脸色。

还有不少养育者对树立自己的权威十分执着，一次也不肯"输给"孩子，如果孩子反抗，他们会施以更强烈的暴力惩罚，"打服为止"。结果孩子渐渐失去反抗的冲动，变得逆来顺受。

霸凌也与之类似。它通常由团体里的多名成员一起施加，被霸凌者想要反抗极其困难。可见的霸凌在小学到高中的 12 年时间里都有可能发生，而一旦发生，家长和老师的介入效果也很有限，通常要等到升学、转学或毕业时才能彻底结束。所以，被霸凌的孩子有时也会发现，逆来顺受可能是他们能想到的把伤害降到最小的唯一方式。当人们成年以后进入社会，霸凌并不会自然消失，只是变得更隐蔽、更不着痕迹。在职场上被人穿小鞋、办事时被人有意刁难、在大家族里被亲戚们联合起来挤对……这些事情都不少见。

性暴力是身体虐待中伤害性极大的一种。有些人认为，只有强奸、性虐待一类的伤害才属于性暴力，但事实上，任何故意针对性器官的强制接触都属于性暴力的范畴。一部分童年遭受过父母或老师肢体暴力的人，的确会留下严重的心理阴影，但也有很多人成年以后能够释怀。而那些童年遭受过性暴力的人，大部分都会留下严重的心理阴影，只有很小一部分人（尽管的确存在）在成年后能够自然释怀。

也许你想知道这两种伤害的程度到底有多大差别，可惜我的工作对象是个体，我得到的样本在统计上并没有说服力。不过我想邀请你做两个想象：

A. 在上下班挤地铁或公交时，有个陌生人狠狠踩了你一脚，让你疼得大叫起来，然后他就消失在人群中，你再也没遇见过他。

这样一件事，一年之后你还会记得吗？如果因为读了我这段文字而想起一件类似的事，你会有什么感受呢？

B. 在上下班挤地铁或公交时，有个陌生人在你私处抓了一下，倒也没有弄疼你，然后他就消失在人群中，你再也没遇见过他。

这样一件事，一年之后你会记得吗？如果因为读了我这段文字而想起一件类似的事，你又会有什么感受呢？

也许你的回答和很多人的感受一致：像 A 这类事情，虽然当时很疼，也很委屈、愤怒，但等脚上的疼痛消失后，你大概率就不会再惦记这件事了。但 B 这类事情，却可能给你留下一些持续多年的感受：隐秘的恶心，难以言表的委屈，无法消散的愤怒……有时甚至会影响你的生活习惯，你开始尽量不挤地铁，出门前检查自己的穿着"是不是太惹眼了"，如果你隐约记得这个人的样貌，甚至会对任何跟他有共同点的人产生恐惧。

这只是"抓一下"带来的后果，想想在性暴力的范畴中，多少事情比"抓一下"严重得多呢。

（2）言语暴力

这种暴力在人一生中任何阶段都有可能发生。如果你不听话，父母可能骂你；如果你学习成绩不好，老师可能骂你；如果你工作不努力，老板可能骂你；进入亲密关系，言语暴力也可能成为数十年的家常便饭；就连病重躺在床上的老人，也有可能因为便溺而受到护工的辱骂。

喜欢使用言语暴力的人，经常会低估言语暴力的伤害程度。（当然！）很多家长发现自己把小孩骂哭时，喜欢说："哭什么哭？说你两句怎么了？还没打你呢！"在他们看来，言语暴力比身体暴力可轻多了。从某种意义上是这样。如果让你在一个打死人不犯法的环境，和一个打死人犯法但可以随便骂人的环境之间选一个去居住，我想你还是会选择后者。

文明的一大意义就在于对暴力的约束，这种约束当然是从最容易的层面开始的。作为一种基本的生物驱力，人（或其他任何动物）的攻击性很难完全被引导到有建设性的方向，在可预见的将来，暴力恐怕还会在人类生活中长期存在。身体暴力"升级"为言语暴力，已经是一种进步。

我在工作中观察到的也是如此：一般情况下，长期遭受言语暴力的孩子会留下很多心理阴影，而长期遭受肢体暴力的孩子，问题要更加严重，如果他们有幸活下来，也可能留下身体残缺、各种后遗症，或者出现发展迟滞，心理问题就另说了。

不过，当言语暴力大量累积时，也会带来惊人的杀伤力，如近年来出现的网络暴力。互联网仿佛把数亿人聚集在一个超级大的广场上，你可能因为某些与众不同的品质迅速获得成千上万人的关注、欣赏和夸赞，但硬币的反面就是，如果你不小心得罪了他们，又会突然遭到成千上万人的围攻和辱骂。这些被攻击的人中，有的越战越猛，有的沉默应对，有的注销账号实施"社会性自杀"，还有的则进行了真正的、肉体层面上的自杀——后面这两类，可以说因此而"抑郁"了。

（3）"看不见的欺凌"

还有一类现象，比隐秘的言语暴力更加隐秘，极少有人从心理学角度谈论它们，但不可否认，它们的确会导致抑郁。它们需要一个命名，姑且让我称之为"看不见的欺凌"吧。

在一些金融题材的文艺作品中，我们可以瞥见这类欺凌的一角：聪明而冷漠的人动动手指，就能让世界另一头很多单纯而无知的人陷入破产。生活中也不时能听到类似的例子：有人投资失利，有人破产失信，有人一夜之间变得一无所有，有人身负巨额债务，他们也可能因此陷入消沉甚至自杀。与这类现象相关的抑郁不能全部归入第7节中讲的"重大财产损失"，因为有时这不仅是一种"丧失"，更是一种"被欺凌而无法还击"。

一个人在所爱的人得绝症去世的那一刻，也许会用拟人化的表达"邪恶的病魔夺走了我爱的人"来抒发自己的愤怒，但事后冷静想想，会发现这是人力毫无办法的事。而在一部分财产损失的例子中，凶犯就在那里，也许你不知道他是谁、长什么样、住哪儿，不知道他是一个人、一个团伙，还是分散的几个人，但你确信他存在于这世上，他非常清楚自己行为的后果，他决定牺牲你来满足自己的利益，而且他清楚地知道你对此无可奈何。

那么，持续受到伤害而无法还击的状态，是怎样导致抑郁的呢？首先要说明，这些经历"并不必然导致抑郁"，也有可能导致其他心理问题，如反社会人格障碍、创伤后人格改变等。如果你对这些术语感到困惑，回想一下经常出现在文艺作品中的一类角色就明白了：这类人物早年持续性地受到本节所说的无法还击的伤害，之后在某个契机的催化下，开始向"强大的坏人"转变，是谓"黑化"。

也有些文艺作品会倒过来呈现：先给你看一个作恶多端甚至有施虐倾向的"坏人"，随着情节进展，再逐渐揭开他的成长经历，让你看到他曾经也是一个单纯善良的少年，只是因为不愿意再受欺凌而选择了"黑化"。这样的情况在日常生活中也不少见，但文艺作品可能给观众带来一个误导："黑化"是不断遭受欺凌的人最常见的发展路径。

当然不是，相当多长期遭受欺凌的人其实变成了抑郁者。不过文艺作品，尤其是影视作品，很少详细描绘抑郁症，因为这类题材不大符合当下观众的"审美需求"。观众喜欢看"精彩的故事"，有跌宕起伏、有峰回路转、有出人意料。在各类心理问题中，精神分裂、多重人格、边缘人格，甚至强迫症，都比抑郁症更符合这种"审美需求"。极少有人愿意花钱坐进电影院，观看一个抑郁者的日常生活：早晨5点醒过来，盯着天花板。6点，长长叹了口气。7点，翻了个身。8点，又睡着了。中午12点，再醒来。下午1点，开始穿衣服。2点，泡了碗面，吃到3点，然后坐在沙发上等天黑……观众即使不犯困，也会觉得胸闷。而影视作品太照顾观众的感受，就很难直接呈现这种状态。

回到正题，持续受到伤害而无法还击，至少会通过以下几个因素造成抑郁。

（1）容易产生"这是我的错"的思维习惯

抑郁者经常把太多的过错和责任归在自己身上，造成这一现象的最常见原因有两个。

①寻求掌控感

所有的心理模式和习惯在产生之初都有其意义——通常是为了解决某个问题，抑郁者的"习惯性自责"也不例外。可怕的事情发生时，我们会本能地想找到原因。这种倾向给人带来极大的好处，如人类找到了很多疾病的原因，能让我们活得更健康、更长久。本书的这一部分，也是想和你探索抑郁的成因，以便更好地解决它。找到原因，可以带来一种掌控感，而如果一直找不到原因，有些人就容易陷入漫长、深远的负面情绪中。

在人际关系摩擦中，如果找到的原因是他人身上存在问题，这种掌控感就比较弱，容易让人无可奈何："他就是这样的人，我有什么办法呢？"而如果在自己身上找到原因，掌控感就会更强："原来如果我如何如何做，这件事就会有不一样的结果。"但如果这种倾向过度发展，就有可能变成"一切都是我的错，只要我能把事情处理得滴水不漏，就不会受到任何伤害"。这种想法看似有道理，实则是种"妄念"：它似乎假设，自己可以像天神一样控制一切，而其他所有人都无须为自己的行为承担任何责任。

②"内摄"他人的影响（把他人的影响内化到自己心里）

有的时候，产生"这是我的错"的思维习惯，是因为另一个人不断地灌输"这是你的错"。有两类人会给受害者灌输这样的观点。第一类就是加害者。极少有加害者会在伤害别人时坦率承认："是的！我伤害你就是我不对！"相反，很多加害者在施加伤害时的台词是："是你不对，你活该！你罪有应得！"当受害者心理比较脆弱时，这种强势的论断会像毒素一样被他吸纳进来，并在之后的人生中被他下意识地奉为真理。这也是经常发生在施暴家长和孩子之间的故事。

第二类是旁观者。有时，旁观者也会给受害者灌输这种想法。比如，在很多父亲暴力对待孩子的家庭里，母亲常常就是那个"旁观者"。哪怕父亲明显精神不正常，随意殴打小孩出气，有时母亲也会说："那你不要招惹他呀！躲远一点，不要让他看到你！你知道他是这样的人还偏要凑上去，那不是自找的吗？"社会上有时也在发生同样的事情。当女性遭遇男性的性骚扰、性暴力时，常有旁观者会提出看似善意的建议："还是不要穿得太暴露啊！""太晚了就不该单独出门。"在很多受害者看来，旁观者仿佛是在暗示："这是你自己的失误造成的。"

这些劝诫和嘲讽背后有一个共同的原因，是无力感。正如那些旁观孩子被丈夫打的母亲，她们一方面没有足够的力量阻止伤害发生，另一方面当然也不愿意看到自己的孩子被打，只好敦促孩子改变，以避免伤害。但这种敦促太过用力，很容易让受害者产生一种印象："原来真是我不对。"就这样，受害者心中被种下自责、内疚和自我攻击的种子，离抑郁又近了一步。

（2）对愤怒的压抑

对愤怒的压抑也是抑郁者常见的心理特征，而它的出现，和本节讨论的这种"无法还击的伤害"有关。愤怒和反抗密切相连，而在加害者和受害者力量对比悬殊时，任何形式的反抗都会招致进一步的伤害。愤怒原本是一种有益的情感，它给受害者带来挣脱牢笼的可能，但现在它却仿佛成了一种有害的东西：既然表现出愤怒会让自己受到更多伤害，那么，受害者自己也会有意无意地下决心把愤怒压抑起来。

一些抑郁者不认为自己把愤怒压抑了，而是觉得"我熄灭了内心的怒火""我决定不愤怒了"。这样的理解忽略了一个重要事实：情绪作为一种能量，并不是你不想要它，它就自然消失了。它得有去处。去哪儿呢？最常见的去处有两个：

①前面提到抑郁者容易自责，认为"这是我的错"。对加害者的愤怒如果被压抑，一个去处就是附着在这种自我谴责上，成为对自己的愤怒。他们会在内心攻击自己，觉得自己真是一个白痴、蠢货、

无能的人，难怪有此下场。

②另一个去处，就是落回身体层面，转化为某种身体不适，如前面提到的胸闷、有压力的身体感受，或是头痛。很多抑郁者并不接纳自己的愤怒，自然也不愿意承认这些身体不适可能和愤怒的压抑有关，而认为自己是"健康出了问题"。不过，如果由于某种机缘，他们正好在这时和一个不会带来威胁的人吵了一架，有时就会突然觉得神清气爽、病痛全消。

（3）习得性无助

这个概念就是它字面上的意思：学会了无助。

偶尔遭受一些伤害而暂时无法还击，可能会给我们带来焦虑感。我们也许彻夜难眠，翻来覆去地思考整件事情：怎样才能解除危险？怎样才能保护好自己？怎样才能避免类似的事情再发生在我身上？如果持续遭受伤害，一直无法还击，我们可能就不会再产生这些想法。因为过去的经验证明，想再多也毫无用处。经验让我们学到的反而是：做什么也没有用，还不如就地躺倒忍受伤害。

你看到动物园里失去野性的老虎、家暴中默默承受的女性、校园霸凌中毫不还手的孩子，可能会有种"恨铁不成钢"的愤慨。这些时刻，你看到的很可能就是习得性无助的具体表现。

（4）低自尊和低价值感

言语暴力最容易造成低自尊和低价值感。回想一下我们骂人时说的话，大多数都具有贬低意味。骂人的一大策略，就是骂的一方尽量抬高自己的位置，然后自上而下地攻击、嘲笑、凌辱被骂的一方。

健康的成年人，多半不会因为被别人骂作"一只狗"，回到家里就真的吐着舌头"哼哧哼哧"。但孩子和心理比较脆弱的人，当反复听到周围人骂自己"蠢货"时，的确很容易下意识地怀疑自己是不是真的不够聪明。"谎言重复一千遍就成了真理"，那些持续被家长和老师骂"笨蛋"的孩子，有可能真的丧失信心，无法专心学习，成绩变差，印证了大人的"诅咒"。这样的事情发生多了，人就会觉得自己很糟糕。很多抑郁的人都有这种感觉。

（5）孤独感

很少有什么事情比独自一人长时间承受伤害更可怕了。很多抑郁的人并不容易"意识到"自己的孤独处境。正如前面例子中那些被一个家长伤害、被另一个家长冷漠旁观的孩子，即便成年之后，"孤独感"也可能是一个让他们觉得陌生的概念。从物理上讲，他们身边一直"有人待着"（不是加害者就是旁观者），但在心理和情感上，"没有人和他在一起"。

受害者的孤独感，正是这种"孤立无援，要一个人承受苦难"的感觉。这种感觉如果持续出现，会让人变得绝望，甚至麻木。

第10节 对自己的苛责和逼迫

很多被周围人讥为"懒惰"的抑郁者，如果你有机会详细了解他们的人生发展历程，常常会发现，在抑郁之前，他们其实有很长一段时间非常勤奋努力，甚至努力得过头了。他们努力的程度，可能已经远超平均水平了，但他们身边的人并不会觉得这有什么不妥。在我们的文化中，勤奋努力是种如此让人欣慰、喜爱的特质，以致很少有人能意识到，过度的勤奋努力也可能是一种病态。过度的勤奋努力，容易让我们的心理能量耗竭。耗竭的结果，不是心理崩溃和抑郁，就是身体健康出现大问题。

当然，很多人并不认为勤奋努力是问题，而认为崩溃和抑郁才是问题："你生病了，快点好起来吧！"他们多么希望再召回那个勤奋努力的人。就连抑郁者自己，也常常把"病因"归咎于后期的崩溃和抑郁。他们来见心理咨询师时，如果被问到前来咨询的目标是什么，常常会说："我就想回到以前的样子：斗志昂扬、浑身是劲、自律性强、不知疲惫，学习成绩好、工作能力强，老师喜欢我，领导也重用我。"

为什么说过度的勤奋努力可能是种病态呢？人到底为什么会勤奋努力？来看看它的心理机制。

很多勤奋努力的人，内心都有两个角色：一个是苛刻残暴的"奴隶主"，另一个是默默干活、疲惫而痛苦的"奴隶"。为什么有人可以长时间不休闲、不玩乐，把各种生存需要降到最低，全部精力投入工作中，显示出一种可怕的自律？可能是因为内心的"奴隶主"十分善于压榨。当一些人建议过得太辛苦的人"要学会放过自己"时，到底指的是什么？也许就是在建议"奴隶主"放过"奴隶"。

为什么有人说"人无癖不可与交，以其无深情也"？恐怕"无癖"的人，正是内心的"奴隶主"在极其严格地管控着"奴隶"的人。这样的人适合干活，却不适合发展友谊或爱情。

那为什么我们的内心会分裂成这样两个角色呢？可能的原因有很多，最常见的情况有两种（这两种情况相互间并不排斥，有可能出现在同一个人身上）。

（1）内摄

前面第 9 节中提到过这个概念，还记得吗？当我们内心还比较脆弱（或幼小）的时候，如果外面有人经常骂我们，我们就会把这种声音摄入内心，形成一种自己责骂自己的习惯。同样的道理，一部分内心的"奴隶主"，其实就是外部世界里的"奴隶主"的内摄。

　　严苛的父母对孩子说：你要把作业做完，做不完不许吃饭 / 睡觉 / 出去玩。你要把做错的题目全部重做一遍，直到自己完全学会。你每天至少要练琴 2 小时，3 年内考过 10 级。你要……

　　严苛的领导对员工说：今天要把这个任务完成才能下班。如果出错，晚上再过来加班。2 天之内一定要完成，不睡觉也要完成。

　　如果你是家长，看到这里可能会有点委屈："我怎么成'奴隶主'了呢？我是为孩子好啊，等他长大了，学校好、工作好、收入高，谢我还来不及呢。"

　　如果你是领导，或许也会反驳："我怎么是'奴隶主'呢？我付他工资，他加班有加班费，做得好还有绩效奖金呢。"

　　但对孩子而言，未来的好学校、好工作、高收入，都是些遥远而不确定的事，贫穷与富贵的差别并不在他的经验中。相反，他每一天实实在在感受到的东西，就是自己像个奴隶一样，要不断完成奴隶主的要求，一个接一个，没完没了。

　　而那位员工，也许脑袋里知道这么拼是为了这份工资，为了让家人过得更好，但每个月到手的工资都拿去还贷养家了，自己的生活毫无改变，不过是日复一日地工作，好像永无尽头。

　　在他们的内心体验里，尤其是身体层面的感受中，自己就像是一个奴隶。

　　内摄就是在这样的互动反复发生后，"奴隶主"的形象住进了自己心里：不用家长盯，自己也会用功学习；不用领导催，自己也会熬夜加班，稍有偷懒，自己就会在心里念叨自己。

很多家长和领导不觉得这有什么问题，相反，他们会欣喜地认为对方完成了从"他律"到"自律"的转变。只有那些真正关心你、在意你的人，才会感受到你其实活得很辛苦。

（2）创伤引发的"自我救赎"

有时，"奴隶主"并不是从外面内摄的，而是内心世界自己分化出来的。这种分化常常起源于某种重大创伤，比如：

A. 有的"奴隶主"产生自贫穷的创伤，它不想再体验任何因"钱不够"引发的痛苦，只有不断逼迫"奴隶"赚钱，才能让它感觉安全。

B. 有的"奴隶主"产生自被欺凌、被看不起的创伤，它认为只有自己变得优秀卓绝、俯瞰众生，才能永久对这种创伤免疫，于是时时给"奴隶"抽鞭子，要它不顾一切地"上进"。

在这两个例子中，"奴隶主"的产生都有过积极的意义，就是希望保护自己不再经历某种特定的苦难。但生活是复杂多变的，生活中最重要的能力，是在这种复杂多变中尽量保持平衡，而不是为了解决某个问题，把某方面的能力发展到极致却忽略了其他。现实生活中，A 可能成为守财奴，B 可能成为不择手段向上爬的人——这两类人在人际关系和自我照料方面都常常会遇到很大的问题。

接下来，我们回到本节的主题：为什么对自己的苛责和逼迫（"奴隶主"对"奴隶"使劲抽鞭子）会成为抑郁的一个原因呢？

俗话说："不能又要马儿跑，又要马儿不吃草。"这样很快就会把马累倒。在自己内心实施"奴隶制"的人，如果不改变这种模式，必然会在某个时期陷入崩溃和坍塌，就像那匹又饿又累的马，再也跑不动，倒在地上喘气，怎么抽鞭子都起不来。很多一直勤奋努力的人突然陷入精神危机，一蹶不振，就常常是这种情况。

而且，在崩溃之初，他们心里对自己的态度像极了发现奴隶倒下动不了的奴隶主："我怎么一点力气都没有了？快振作起来去工作啊！""你怎么不动了？快点起来去工作啊！"（使劲儿抽鞭子。）

"我以前不是这样的啊！熬夜赶活第二天一早照样精力充沛去上班！"——"你以前不是这样的，你可以连续工作三四十个小时呢！"

"我怎么变得那么无能？太让自己失望了！"——"你怎么变得那么无能？太让我失望了！"

"我要去看看心理医生，让他帮我找回从前的自己！"——"我要请个医生来治治你，让你恢复力气！"

聪明的你大概已经看出来了，这类情况下，如果内心里"奴隶主"和"奴隶"的关系不发生本质改变，这样的抑郁是无法从根本上好转的。

第 11 节　长期被忽视的创伤

这里所说的"忽视",包含身体层面的忽视和情感层面的忽视。需要说明的是,它们并不是两种"并列"的忽视类型。情感处在身体之中,如果一个人在身体层面忽视了另一个人,必然会在情感层面也忽视他;而如果这个人在身体层面"看见"或"顾及"了对方,也有可能在情感层面忽视对方。

一些不负责任的家长对孩子疏于照顾,孩子常常吃不饱饭,有一顿没一顿,需要去同学、邻居家蹭饭;或者不认真照顾孩子的个人卫生,让他浑身脏兮兮地出现在学校里;或者在孩子被同学欺负时毫无作为;或者不过问他的穿着是否当季、是否合身……这些都属于身体层面的忽视。如果家长连这个层面的关注都没有做到,当然更不可能关注孩子的内在感受和心理健康。

现实生活中大部分家长都做到了这些,但也有一些家长,给了孩子不少情感忽视的创伤。情感忽视的创伤十分隐蔽,从外部很难看到,有时甚至遭受这种创伤的人也觉得自己过得还不错。它那么隐蔽，以至于很多人都不知道这种创伤的存在。还有很多人，一辈子都活在周围人的情感忽视中，却从来没意识到这是一个问题。当然，反过来说，能够"看见"他人的情感并据此做出回应，本身就是一种比较高级的心理功能，它的出现并不容易。

情感忽视，其实存在于很多人际互动中。在这个注重效果的时代，情感上的"看见"，似乎没有什么"生产性"，本身就是一种容易被忽视的生活面向。部分成年人并不会因为社会生活中经常出现的情感忽视而受到创伤，他们已经习惯了这样的状态，对情感上被"看见"没抱什么期待。一些人甚至会对一定程度的情感忽视感到舒适。

设想一下：你坐在公司的办公桌前工作，突然接到了伴侣提出要分手的信息。眼泪夺眶而出，你不禁把头埋在臂弯里抽泣起来。这时候你会希望：

A. 同一个办公室的几十位同事听到你若有若无的哭声，都停下手里的工作聚过来问你发生了什么事。

B. 和你要好的三五个同事围过来问你发生了什么事。

C. 谁也不要来打扰你，自己待一会儿就好，因为你可不想向他们解释你和伴侣已经冷战了大半年，对方还出轨了好几次。

我想你会倾向于选 C，如果真的需要支持，或许也会考虑 B，而多半不会想选 A。

但在亲密关系中就完全不同了，如果你低着头抽泣，无论什么原因，无论待在同一个房间里的是你的伴侣、父母还是孩子，你恐怕都会希望对方能注意到你的情感，过来关注一下你。即便你当时完全沉浸在悲伤中，根本没想过这件事，但当你哭了 20 分钟平静下来时，发现对方还一动不动地坐在那里看电视或打游戏，你会不会觉得愤慨或者心寒呢？你会不会觉得很有必要认真反思一下你们之间的关系呢？因为这时候，你很可能清晰地体验到了情感忽视的创伤。

所以，情感忽视随处可见，但情感忽视的创伤主要发生在亲密关系中。而如果这种创伤持续地发生在孩子身上，就有可能在他的人格中埋下抑郁的种子。

来看看养育中的情感忽视是什么样的。养育一个孩子，至少要在三个层面为他提供养分：

- 身体上的照料和养育。
- 知识、思维、观念层面的教育和培养。
- 情感上的关注、安抚和引导。

情感忽视的家长，常常专注于前两个层面，而忽视第三个层面。他们也许把孩子的日常起居照顾得无微不至，也能带着孩子学这学那，对孩子的情绪和情感却不能在情感层面直接应对，而是强行拉到前两个层面来处理。当然，很多人并不知道（或者无法感受到）

第三个层面的存在，所以自然没有能力在这个层面解决问题。

孩子养的小金鱼死了，他闷闷不乐、默默流眼泪，若有所思好几天。家长会怎样应对呢？

A. 想办法让孩子高兴起来，带他吃顿好吃的，或者给他买个新玩具。

B. 跟他讲道理："因为这只是一条小金鱼，所以你不该为它的死感到难过。""你下周要考试了，所以现在应该打起精神来好好学习。"

C. 带孩子去看看中医——思虑过多，是不是脾虚呢？吃点什么补一补。

D. 随便他，不是什么问题。

你大概很容易发现 D 就是情感忽视，那么 A、B、C 呢？ A 是转移注意力，让孩子不要去注意自己的感受。B 是把情感问题带到智识层面来解决："因为……所以……""应该……"仿佛调用理性，问题就可以迎刃而解。C 是把情感问题带到身体层面来解决：只要在身体层面把孩子照料好，他就不会出现情感问题。

A、B、C 中，家长以为自己看到了什么，也采取了相应的行动，但并没有看到真实的情感，所以也算情感忽视。情感忽视的结果，常常是让感受被掩盖、转移、压抑，留下一份不知从何而来、不知如何描述的痛苦。

那么，"看见情感"的回应，该是怎样的呢？在这个例子里，也许孩子第一次感受到了死亡和丧失。"看见情感"的回应，并没有标准答案。当我们"看见情感"时，每个人"看见"的东西是不一样的，那个被我们"看见"的情感，也可能是个层次丰富的复合体。而人对"被看见"的要求也没有那么高，只要你"看到"了最主要、最突出或最强烈的部分，已经能让他们很满足。

比如，在这个例子里，你有没有看到死亡给幼小心灵带来的震撼？有没有看到孩子正在心里努力消化"丧失"的感觉？你会怎么回应他呢？这很可能取决于别人过去是怎么回应你的。不妨回想一下，当你第一次感受到死亡和丧失时，周围的成年人说了什么？为你做了什么？借助这个例子，你或许已经发现，情感忽视是多么普遍，而且是一种代际遗传的创伤：没有被父母长辈"看见"过的人，也很难"看见"自己的孩子。

那么，身体忽视和情感忽视是怎样导致抑郁的呢？它们可能带来以下几种感受。

（1）空虚感

和"空虚"相对的，是"真实""实在"。内心世界中，什么最能让我们感觉到真实和实在呢？其实就是情感。

情感在我们心里，正如表情在我们脸上。我们怎么知道自己的表情呢？受过表演训练的人，也许只需凭借面部各个肌肉紧张或松弛的内在感觉，就能知道自己是什么表情。但对其他人来说，要清晰地知道自己的表情，还得借助镜子。

要知晓自己的情感，最初我们也需要他人做我们的"镜子"，认出我们的情感，并告诉我们这是什么样的情感。就像那个为死了的小金鱼掉眼泪的孩子，听到旁边有个人说："你是不是感觉很伤心呢？"他就在自己身上"认出"了一种叫作"伤心"的情感。下次小蝌蚪死了，如果他"认出"了同样的情感，会说："我很伤心。"发现自己内心世界里丰富的感受，会让他对自己的"存在"感觉到"真实"。虽然幼小的他可能还不知道何谓"存在"，何谓"真实"，但在那些重启心灵成长的成年人那里，我们常有机会听到类似的描述。

如果这一切没有发生呢？如果一个人在情感忽视的环境中长大，从来不知道这些是什么，没有在自己身上"认出"过丰富的情感，他的内在世界会是什么样呢？

他的内在世界可能"飘浮着"很多理念：这是对的，那是错的；这是白的，那是黑的；应该这样，不该那样……我说"飘浮"，是因为这些理念很容易变化，不能让他有所依傍，也不能给他力量，它们没办法在一个固定的地方"扎下根来"。除此之外，那里就没有感受了吗？也不是，一些强烈的感受仍然在那里，成为他的恐惧或欲望。前者如饥饿和疼痛，后者如"食"和"色"。而当这些感受都被平复，如身体健康、吃饱喝足，还有稳定的性生活时，他可能就会感到"空虚"。

也许你会突然意识到：是啊，这样的人还真不少。这就回到了本节开头提到的：一辈子活在情感忽视中，且不认为这有什么问题的人，还真不少。当然，他们不时也会觉得自己的生活有点问题——

"空虚"，但他们很难想到情感忽视这一层。这也符合一个心理规律：人很难想象一种自己从未拥有过的东西。

（2）孤独感

情感忽视会带来一种"莫名其妙"的孤独感："家人都陪着我啊，给我吃给我穿，带我出去玩，可我心里为什么还是觉得很孤独呢？"这种孤独在于，没有人在"情感上"和你在一起。有些人会感觉自己像是生活在一个看不见的气泡里，周围人都不知道这个气泡的存在。虽然自己很清楚，气泡里的空气、温度、氛围，都和气泡外面很不一样，却无法让别人明白这一点。

能破除孤独感的，就是有人看见你在气泡里的感受，有人"懂你"。

（3）冰冷感

最能给我们"温度感"的，就是情感。长期处在情感忽视中，得不到相应的回应，自然会觉得"周遭世界是冰冷的"。

（4）"弃儿感"

"弃儿感"常常是身体被忽视的结果，囊括了前面三种感觉，也对应了本节开头提到的：如果一个人在身体层面被忽视，那他在情感层面也必然是被忽视的。在这种感觉中，人会觉得自己是被抛弃的：一个孩子看似有家庭，有父母，但还是吃不饱、穿不暖，没人关心、照料和保护，在内心体验中，就很接近"弃儿"了。

除了前面的三种感觉，"弃儿感"还包含了更多的痛苦感受：

①父母的存在形同虚设

只遭受情感忽视的孩子，虽然觉得父母并不理解自己，但心里仍能感觉父母"在那里"，很多时候甚至"靠得住"，能帮自己解决一些实际的问题。但在身体层面被忽视的孩子，心里感受到的父母，就像不得不为大家族里父母早逝的孩子勉为其难担负起监护人责任的"亲戚"，是"指望不上的人"。孩子很早就领会到一个残酷的现实："我只能靠我自己。"

②缺乏基本的生存安全感

对父母的这种感觉，也会破坏基本的生存安全感。只遭受情感忽视的孩子，在生存方面的安全感并不差，由于家长在身体层面已经做到了较好的养育，这些孩子很少担心自己有一天会饿肚子或者没钱。他们更焦虑的是怎样让自己感觉不再孤独和空虚。但在身体层面被忽视的孩子，除了情感方面的需求，也常常会担忧自己的生存现实：会不会没钱花？会不会饿死？会不会没地方住，不得不露宿街头？

当他们开始思考这些问题时，可以说，一般意义上的"童年"对他们而言已经结束了。他们要顶着很大的压力学会生存，甚至要承担起照顾兄弟姐妹和父母的责任。在这样的艰辛和重压中，抑郁很容易发生。

第12节　对负面情绪的压抑

上一节里，我们讨论了养育过程中家长对孩子情绪的忽视。有时候，孩子的情绪很强烈，简直让人无法忽视，一些家长常用劝慰、要求、胁迫、打压等方式让孩子把这些情绪压下去。这也常常会导致孩子成年后的抑郁。

比如，很多带孩子的人，如父母、祖辈、保姆、幼儿园老师、临时照顾孩子的亲戚或邻居，都常常为孩子的哭闹苦恼不堪。对待孩子的哭闹，最偷懒也最粗暴的方式，就是凶他，大吼大叫甚至大骂，让他出于恐惧和紧张，抑制住自己的哭闹，安静下来。

养育者偶尔采用这样的方式，是可以理解的。孩子持续的哭闹本身会唤起成年人大量的负面情绪，要承受这些情绪非常辛苦，尤其是对那些独自养育孩子、本来已经很辛苦的人，如单身妈妈。孩子有一定自我调节的能力，如果这样的事只是偶尔发生，并不会给他带来多大的心理创伤。但如果频繁发生，经常出现的结果就是：孩子再也不哭闹了。

那些不懂心理学的养育者可能会为此感到轻松，甚至自以为成功调教了孩子，让他变得"好带"了。但一个不哭闹的孩子，长大了很可能会抑郁。也许他在儿时已经表现出持续的闷闷不乐、郁郁寡欢，对很多事缺乏兴趣，但在一些自恋的大人眼里，这是"少年老成""沉得住气"——再次证明他们的调教很成功。

还有一些父母压抑孩子情绪的方式，则是不断教育他："生气有用吗？生气能解决什么问题？"（情绪没有实际用途，所以没有存在的必要。）

"枪打出头鸟，做人要有城府，喜怒不形于色。"（情绪的外露会给你带来危险，要把它藏起来。）"和人接触要彬彬有礼、温文尔雅，遇事能忍则忍，退一步海阔天空，脾气不好没人愿意理你。"（情绪的外露是一种"社交不正确"，你会因此而吃亏。）

如果你也这样教育过自己的孩子，可能会有些不服气：凭什么说压抑负面情绪就会抑郁呢？和人交往时笑脸相迎难道不好吗？在我们的文化氛围中，和不那么亲近的人相处时经常笑脸相迎，的确可能会给自己带来一些实际的利益，对那些从事销售或服务业的人来说尤其如此。但如果一个人从小就被教育要对所有人笑脸相迎，那么他极有可能会抑郁。

一些人不会抑郁，因为他们为自己的负面情绪找到了出口。而负面情绪长期被压抑的人，就会产生本书第 2 节中描述的一些内在现象：

- 负面情绪转向自己，变得过度自责。

- 有压抑感和被束缚感，甚至觉得憋屈。

- 大量情绪能量阻滞在体内，产生滞重和浓稠的感觉。

当这些部分积累起来时，抑郁就出现了。

第13节　持续的被剥夺感

被剥夺感，也是一种大家不太注意到的、和抑郁密切相关的感受。所谓被剥夺感，简单讲就是：你觉得本该是你的，但被别人拿走了，而你也毫无办法。

来看看具体的例子：

A.被剥夺感经常出现在重男轻女家庭中的女孩身上。明明是同一对父母的孩子，哥哥弟弟可以吃更多的肉，有新衣服穿，会得到宠溺和夸赞，有客人上门，也最先被叫出来打招呼……这些女孩却没有。这就是一种"似乎我该有，但我就是没得到"的感觉。

B.几年前"拼爹"一词流行的时候，很多刚走入社会、家庭出身一般的青少年，也会体验到这种被剥夺感："同龄人拥有……我却没有；他们可以……我却不能。"

一些成年人可能并不觉得和剥夺有什么关系的事，如"难道谁抢了他家钱让他变成这样吗"，但在青少年的主观感受中（甚至在他们读过的书里），世界不就应该是公平的吗？为什么它现在不公平了呢？

C. 有的孩子看到同龄人升学了，自己却因为家庭经济困难被剥夺了上学的机会；有的肝炎患者发现自己找工作时被剥夺了机会；有的中年人发现职场竞争对手靠着"后台"剥夺了本该属于自己的晋升机会……

被剥夺感，还会带来羞耻感、自卑感、无力感、绝望感、孤独感等一系列导致抑郁的感受。想象一下，有多少人会因为自己是重男轻女家庭中的女孩，或家境贫寒之人，或身患疾病之人而遭人歧视，从而感受到：

- 羞耻：不愿意和别人提起。
- 自卑：觉得自己低人一等，没有底气。
- 无力：不知道做什么才能改变自己的处境。
- 绝望：觉得自己永远无法摆脱被剥夺的命运。
- 孤独：自己经历着这些，却没有人关心，没有人支持，甚至没有人看到。

第14节 抑郁与自恋

有一部分抑郁的人，人格结构中包含自恋的成分。也许这样说有点抽象，来看看下面这三类例子：

（1）很多人在受到伤害或欺负时，发现难以讨回公道，就会调转矛头指向自己，正如第6节中提到的自我攻击和责备。但有时，这种自责中掺杂着抬高自己的意味，如"都怪我心眼儿小，要跟这种人计较"。"谁让我不够努力呢？如果我更优秀，就不用和这样的人打交道。""都怪我不小心，被疯狗咬了！"

这背后常常有种"自恋"的假设："我本该是一个优秀的人、有能力的人、小心慎重的人、滴水不漏的人，我本该事先考虑到世上有这么多不善良的人，本该好好防着他们——我就该是一个能够做到这些的人！"

（2）一些抑郁的人总觉得自己不够好，经常鞭笞自己："同在一间教室里，为什么同桌可以考95分，而我只能考85分呢？""同时进的一家公司，为什么两年后别人升职了，而我还在原地踏步呢？""同样零基础学习，为什么别人三个月就上手了，我还困难重重？"……听到这样的话，善良老实的你如果想安慰他，也许会说："啊，快别这样想。""你进的是重点学校实验班呢！""这家公司好歹是世界500强！""你学的这东西那么难，一般智商的人根本不敢碰。""其实你已经相当优秀了，很多人都羡慕你呢！"这时他心里可能会想："嘻！你怎么能拿我跟他们比！"

（3）还有一类抑郁的人，会有下面这些想法："别人都是错的，只有我是对的。""别人都被蒙蔽、被欺骗，只有我看到了真相。""举世皆浊我独清，举世皆醉我独醒。""然而，没有人相信我，也没有人重视我的意见。"

的确，每个时代都有一部分个体，具有超越时代的见解和眼光，而他们不仅无法得到支持和理解，反而可能因此招来祸端。但这样的人毕竟是少数。如果你对日常生活中的人进行观察，会发现不少人都怀有这样的感知，而在你看来，他们的观点并没有超越时代，相反，他们只是活在自己的世界里，有时甚至显得狂妄自大。然而，他们的抑郁情绪是真实的：那是一种一面渴望被世界理解、认可而不得，一面嫌弃这个世界的痛苦。如果他们的生活不尽如人意，那么还常常会伴随一种怀才不遇的痛苦。

这三类例子，都是和自恋有关的抑郁。这类人抑郁的一个重要原因，是把自己"架高了"。而他们真正的困难，与其说是解决自己的抑郁情绪，毋宁说是接纳自己就是一个普通人。

当然，如果我们有机会仔细观察每一个普通人，会发现每个人都不一样，都有自己不可取代的特别之处和不被他人看到的闪光点。人与人的社会角色、经济水平或许存在差异，但在心灵层面，人和人既有相通之处，也有独特之处，如果硬要加以比较，差不多是平分秋色的。但自恋的抑郁者很难接受这样的世界观，对他们而言，成为凡夫俗子，意味着比凡夫俗子还不如。因为在自恋的抑郁者里面，在内心的更深处，他们是自卑的。

这一章讲到了抑郁的常见成因。需要再次强调，它们并没有覆盖抑郁的"所有成因"。本书从未打算写成一本《抑郁大百科全书》。如果你能在读完这一章之后，破除一些对抑郁成因的误解和偏见，并对抑郁相关的生活形态和心理现象培养起一定的"透视能力"，那么，即便你个人抑郁的成因完全不在本书描述的范围内，相信你也更有把握找到它。

很多心理学爱好者会在某个时刻进入一个"道理我都懂，那又怎么样"的阶段。不知你读完本章，是否也会在心里嘀咕："也许你说的原因是对的，但我到底要怎样才能走出抑郁呢？"

接下来的两章，就进入这个主题。

第三章

走出抑郁（上）
——内在的工作

抑郁情绪古已有之，寻求心理学的帮助，无论是正式的咨询，还是自助的心理学书籍和文章，从历史上看，都是很新潮的方式。在古人那里，虽然我们能看到不少用文字形式抒发的抑郁情绪，但如果把能留下文字的人放在全体抑郁者中，所占的比例恐怕很小。对男性而言，解决抑郁的传统方式多半还是"何以解忧，唯有杜康"。女性的抑郁何以缓解呢？似乎不得而知。

如果站在当代的视角看，又有多少种可以缓解（注意不是"治好"）抑郁的方式呢？先列一下我从"亲测有效"的人那里听说过的：心理咨询的诸多流派，包括精神分析、认知行为、人本主义、存在主义、家庭治疗、沙盘治疗、舞动治疗、系统排列等；西医的药物治疗；中医的药物治疗、按摩推拿、针灸艾灸等；各类"自助方法"，从运动健身、饮食疗法、写日记，到对各种量表或问卷进行思考，以及各种处理创伤的"仪式"。

在这张庞大的解决问题的地图中，本书的位置在哪里呢？以下两点说明，也许可以帮你了解本书的定位。

（1）在学术背景上，本书偏重"精神分析"（亦即"心理动力学"）。当然，精神分析自身也有一张复杂的地图。了解这张地图的读者，也许会发现本书很多地方是在尝试用最日常的语言把精神分析对抑郁的理解传达出来。但本书最主要依傍的，并非精神分析领域的某个具体理论，而是精神分析的基本工作原理：当我们明白了一件事为什么会发生，是怎样发生的，这件事就会自己发生一些改变。（理解可以自然引发改变。）

这种理解，有别于很多行动取向的解决思路，它们可能更倾向于认为：躺在那里空想并不能给你带来什么，要改变自己，必须先"做点什么"。正是基于这一点，本书的整个前半部分（第 1 节到第 10 节）都在试图描述抑郁和它的成因，希望能帮助读者更好地理解它。

当然，也有很多人会发现：理解似乎并不足以引发改变。出现这种情况，最常见的原因：一是你的理解还不准确、深入、全面。二是你的理解只是"触碰"到了相应的情绪，却没有"穿越"它。心理咨询中的"理解"，除了"告诉你为什么会这样"，还包含一个更重要的部分，就是"引导你充分地去体验"。

我们需要理解的，不是一种"疾病"，而是一种"生命体验"。只用头脑是无法理解它的，需要带着情感和身体感受完全沉浸在其中，才能完成这种理解。在本书的第 17 节和第 18 节中，你会读到更详细的描述。

（2）当然，很多抑郁者在很多时候，的确需要一些"可以照着做"的东西，让自己感觉清晰可控，有路可循。所以，本书也会结合其他许多流派和方法，补充一些"行动取向"的建议。就这一点而言，本书和心理动力学取向的心理咨询有很大不同。

在咨询工作中，我较少给出具体建议，原因首先是出于精神分析工作所要求的"节制"（为什么需要这种节制是一个过于专业的问题，这里不做展开）。其次是"给建议"常常是一种退而求其次的工作方式，在和来访者面对面互动交流时，咨询师有其他更好的方式可以帮助对方。但在"写作—阅读"的单向输出中，这些方式没有施展的空间，就只好"给建议"了。最后是和抑郁者自身的特质有关。在抑郁的人那里，"给建议"作为一种干预方式，效力常常大打折扣（和其他类型的心理问题相比）。因为正如第 10 节讨论到的，一部分抑郁的人内心会有自我苛责和逼迫的习惯。"建议"本身是没有"强加"性质的，我给你的"建议"，不是"警告"。不是"要求"，甚至不是"奉劝"，只是"建议"，你可以听，也可以不听。但在这类抑郁的人那里，别人的"建议"进到他们心里会变成"要求"；别人说"你可以"，在他们听来就是"你应该"。

很多咨询师有过这样的经历：他们给了抑郁的人一些建议，结果下次见面，发现他们变得更抑郁了。这些建议本身并没有什么危险性，有些很日常，甚至是周围朋友都会给你的，如"尽量保证充足的睡眠""多运动""写点日记"之类。但抑郁的人做不到，不仅做不到，还会因为做不到而陷入自责和自我贬低，甚至觉得"我连康复的建议都做不到，那看来是没救了吧"——这样就变得更抑郁了。

基于上面的这个定位，以及我在工作中的一些实践经验，在正式开始这些建议之前，我想提醒以下几点：

（1）建议真的只是建议，而不是别的什么。你不会因为拒不接受本书的任何一条建议而遭遇任何不测。

（2）没有任何一条心理学建议适用于所有人。如果你执行了某条建议却发现对自己不起作用，请千万不要自责或觉得自己有什么不正常。这其实是再正常不过的事，也是为什么在接下来的两章里我会给出那么多建议：我像是在开一家鞋店，如果你能从中选到一双穿起来舒服又结实的，可以陪你走一程的鞋，那就是很好的结果了。

（3）不会有哪一条单独的建议可以"一次性治好"你的抑郁，就连让你觉得有效的那些建议，大部分也只是提供一个"缓冲"。所谓的"治本"，仍然绕不过对自己内心世界的探索和理解，而本书的前半部分正是试图促成这一点。

（4）让你觉得有用的建议，欢迎你分享给别人。让你觉得没用的建议，你也可以告诉别人"这条建议对我没用"，但最好不要说"这条建议没用"——也许别人会觉得有用。我收集在自己"鞋店"里的，都是有人确定地告诉我这是对他有用的"鞋子"。

（5）关于抑郁的建议，有一些大概率有用，但实施起来很辛苦，如健身；有一些只对一部分人有用，但实施起来很简单，如睡觉。你可以从那些最容易的部分开始尝试，如果决定要挑战高难度的，也不要因为自己做不到而自责——请把自己当作一个普通人，而不是那个"世界上最优秀的抑郁者"。

（6）生活并不是打怪升级，改善抑郁尤其不是。一些乍看很简单甚至有点傻的方式，如果适合你，可能给你带来很大的改善；而那些看似"高大上"的方式，如果不适合你，也给不了你多少好处。生活是一场发现之旅，你永远不知道下一颗巧克力是不是你爱吃的——至于巧克力的价格和包装，往往没有那么重要。

（7）你需要明白"治疗"和"康复"的区别。

"治疗"一词常常让人想到去除病痛的一套固定程序或技术，如药物的一个疗程或一台手术。其中，医生（施治者）是主角，而"病人"（受治者）只需要乖乖躺在那里接受这一切，或者按医生说的做。这套程序结束时，"病人"会得到一个结果：治疗成功了，或者失败了。

而"康复"则是一个"走向健康"的过程。医生会告诉你怎样运动、怎样调整饮食和作息、不要做哪些危险的事情、多长时间再来复查……然后你就回家了。责任在你自己身上，你需要监督自己每天做什么。有时你会觉得某些运动建议不适合你，会停下来或者换一种，决定权在你，后果也由你承担。在康复过程中的你，通常不会严遵医嘱，一点不敢变通，因为你已经积累起来一些对自己身体的了解。同时，康复过程并没有固定的程序，不像手术那样严谨缜密。康复过程需要不断重复那些对你有用的事情，长期坚持，并根据自己每个阶段的不同状态做出调整。

本书的使用，更接近康复而不是治疗。发现了对自己有用的建议，需要反复实践、长期坚持。这不是手术，请千万不要把书中所有的建议都顺着尝试一遍，然后合上书埋怨我："我把你的建议都试了一遍，为什么还没好呢？"那些对你有用的东西，实践几十遍、几百遍也不为多，甚至可以在今后的人生中一直成为你"心理工具箱"中的一件趁手好物。

第15节 抑郁能根治吗?

很多抑郁者和他们的亲友都非常关心的一个问题,那就是抑郁到底能不能"痊愈"。如果用这个问题去采访那些对抑郁有所了解或体验但并不深入的人,得到的答案大致会有两类:乐观派会说,只要坚持运动、遵医嘱、坚持健康的生活方式,很多都能痊愈。悲观派则认为,所有的精神疾病都不可能完全被治愈,最好的结果也只是充分接纳、带病生存。

抑郁能不能彻底痊愈,要怎样痊愈——最有发言权的其实就是那些得过中度、重度抑郁,后来恢复正常生活的人。但几乎所有心理困扰都有一个现象,如果你不时在网上关注那些和你"同病相怜"的人,大概已经发现了,那就是在相关的话题组群里,积极发言的总是那些正在深受其扰的人,而那些走出来的、好了的、康复的,大多悄悄进入潜水状态,很少参与讨论。

如果一定要给这个现象一个解释,恐怕是:当人好不容易蹚过一条河后,他不太会停在原地仔细回顾河水如何冰冷、刚才怎样艰难摸索，那对他而言已经成为过去，全新的世界在他眼前展开：温暖的阳光、柔软的草地、咕咕叫的肚子、破了洞的鞋……哪一样不比身后那条河更能吸引他的注意力？

很多抑郁的人都不喜欢社交，他们对世界的认识大多来自网络，处处看到痛苦的人在抱怨，却很少看到走出来的人分享经验，由此误以为大部分抑郁都好不了，也就可以理解了。

现在让我们站远一点，再来看看这张名叫"走出抑郁"的大地图。读完上一节，你可能已经看到，这张地图上其实布满了许多条路，就像你在手机地图上看到的那样。虽不能说"条条大路通罗马"，但你有很多可以动身前往的方向。抑郁就像一朵巨大的乌云笼罩在你上空，而你要走出它的阴影。

上路之前，我想告诉你两个好消息，如果你已经意识到了，不妨直接跳过：

（1）只要你还活着，就没有"死路"。所谓"死路"，不过是一个如果你不小心走进去，需要掉头退回来的地方。

（2）那片乌云自己也在缓慢移动，所以如果你走不动、不想走，不妨坐在原地等着，等它慢慢离开你。只要你能接受自己比同龄人晚一点——晚一点上学、晚一点毕业、晚一点找到工作和对象、晚一点结婚生子、晚一点退休、晚一点给自己买好墓地——那么，走出抑郁的旅程会更轻松，有时候也会更快。

那么，如果真的可以走出抑郁，你会去哪里呢？

很多因抑郁问题而寻求心理咨询的人，在被问到自己的目标时，常常会说："我多么想像一个正常人那样啊！"一个"正常人"应该是什么样的呢？他们心中大概有些轮廓，但并不十分清晰。如果把这些轮廓叠加在一起，大致形成一个"正常人"的肖像，或许是这样：出生在至少还算殷实的家庭，从小没吃过什么物质上的苦头；父母基本恩爱，时有冷战，时有小吵小闹，但从不相互动手，从不闹离婚，从不搞外遇；你的学习成绩一直过得去，虽不一定拔尖，但既不需要父母操心，也不会引起老师和同学的注意；在班级里就是个小组长，只管收发作业，既不承担责任也不得罪人；一路升学考试都正常发挥，进的学校还算不错，毕业后找到一份让人羡慕而不至于眼红的工作，缔结一门让人羡慕而不至于眼红的亲事；爷爷奶奶外公外婆都一直活到这时才陆续衰老去世，精力仍充沛的父母则恭恭敬敬给他们养老送终；你顺产了一到两个孩子后，和伴侣过上了父母那样的生活：基本恩爱，时有冷战，时有小吵小闹……

这样不起眼、平平顺顺、什么都不多不少的人生看起来平凡普通，实则非常罕见，至少我回顾自己从小到大认识过的人，没有一个是这样的。

既然"成为正常人"这样的目标很可能并不存在，那么如果你能走出抑郁，到底会去哪儿呢？这里要回到我们对抑郁这个问题的定义。我不喜欢用"抑郁症"这个词，因为"症"这个字眼带来了两种暗示：

（1）它是一种"疾病"。

（2）当你解决了这个问题，你就会"恢复健康"。

针对第1点，我更愿意说"抑郁是一类心理现象"，本书的前半部分，也正是在描述这种现象及其成因。而针对第2点，我和同行们几乎一致的经验是：如果你的抑郁真的好了，你不会变回从前的样子，而是成为一个不一样的人。如果像第1节中讲的那样，不讨论抑郁"症"而讨论抑郁"人格"，那么，走出抑郁的你，就会拥有一种新的人格。和原来的人格相比，它很可能有以下特点：

①更完整

它知道自己不是好的也不是坏的，不是黑的也不是白的，更不是灰色的或不好不坏的，而是这一切的综合：有时候是好的，有时候是坏的；一部分是黑的，另一部分是白的……而且这一切处在变动中，这种变动既不会给自己带来麻烦，也不会让自己感到不安。

②更有韧性

虽然一些人期待听到的是"更坚强"，但其实用更柔软但并不脆弱来形容更恰当。这些柔软一点点连接起来，造就了"韧性"这样一个难得的优点。

③更真实了

空虚感、生活在气泡中的感觉，甚至是加缪在《局外人》中描绘的那种仿佛"事不关己"的存在状态，都会慢慢减少甚至消失。

④更有勇气

陷入抑郁的人，就像在暗夜森林里迷了路。那些真正走出抑郁的人，不会再害怕暗夜森林，甚至对什么"寂静山谷""荒凉沼泽"

也不再觉得害怕。他知道自己要去哪里，如果不得不从这些鬼地方穿过，那就试着穿过去。这一点，可以作为一个反向判断的指标。很多抑郁的人在状态好转的时候，都会有些不确定："我的抑郁好了吗？它真的彻彻底底好了吗？"

你可以问问自己：如果要你现在再去经历和体验一遍那个抑郁的阶段，你觉得可以吗？如果回答是"那的确是我人生中最黑暗的时刻，有很多不舒服的感受，我可不想再重来一遍。但如果非要重来一遍，对现在的我而言，也没什么问题"，那么差不多可以确定你的抑郁完全好了。

⑤更有能力

在走出暗夜森林的过程中，你想必尝试了很多方法，经历了很多次挫败、失望、重燃希望，继续尝试。你在心灵世界中的"野外生存"能力被动地得到了锻炼和提高。一个真正走出抑郁的人，如果再遇到其他心理问题，会更有应对的能力。

⑥能更精准地同情他人，且不会因此痛苦

第3节的末尾提到过，很多抑郁的人有一个困扰，就是太容易对他人的痛苦"感同身受"。这种"感同身受"，一部分是真的，另一部分则是自身痛苦的投射。但不管是真是假，这两部分都会给抑郁者带来很多情绪负担。完全走出抑郁之后，投射就会消失。你的"感同身受"，将是高纯度的感同身受，而不会掺杂太多自己的想象。与此同时，你仿佛更能够承受这些情绪了，也会适当地把它们导向有益的行动。总之，你的同情心仍然在那里，它变得更精准，而你也不会再因为过多同情他人而感到痛苦了。

很多抑郁的来访者有过这些疑问，如果自己走出抑郁，能不能出现以下这些变化呢？

（1）压力会减少吗？

你体验到的压力不完全取决于你的心理健康程度，也取决于你进入了什么样的生活。一个走出抑郁的人，如果给自己选择了有挑战性的生活，或者被外力推入这样的生活，仍然会体验到很大的压力，差别只在于他更能承受这些压力了。毕竟，心理咨询无法缓解经济衰退、避免自然灾害，更不能确保你和家人永远健康平安。

（2）能找到合适的伴侣吗？能得到真爱吗？

几年前的鸡汤文章很流行一句话："你若盛开，清风自来。"直说就是："只要你成为更好的自己，自然会吸引更好的伴侣。"

这句话有时能暂时吸引抑郁者走出困境，但它并不严谨。那些对自己要求高、心急的抑郁者，发现自己为走出抑郁做了很多努力却仍然没有觅得佳偶时，容易感到不耐烦："我已经盛开了，清风怎么还不来？""我还要盛开多久，清风才会来呢？"

走出抑郁并不意味着你一定能觅得佳偶，那是月老的工作，不是心理咨询师的。而真正走出抑郁，意味着你能够接受找不到合适的伴侣作为人生的一种可能性，就像接受因病而终作为人生的一种可能性一样。

（3）会找到人生的意义吗？

你人生的意义是什么？这个问题并不是心理咨询师工作的范围，因为从职业伦理的角度看，咨询师绝不应该给你关于这个问题的"答案"——这样等于把自己的观点强加给你，让自己的人生意义成为你的人生意义。不论造成的影响是好是坏，这种"施加"本身不符合咨询师的伦理。

但一个非常相关且很重要的问题，的确是心理学工作的范围：是什么妨碍了你自由地去寻找人生意义？对抑郁的人来说，当然是抑郁情绪和"症状"。所以，如果你能真正走出抑郁，不见得会就此明白人生的意义，只是能够更自由地去寻找人生意义了。

（4）会幸福吗？

幸福到底是什么呢？

在我看来，幸福既不是得到了什么（亲密关系或者人生意义），也不是忘记了什么（创伤经历或者负面感受），也不必然是活得更轻松，甚至不必然是症状的完全消失，而是更完整、更真实地活着，有能力做出自己的选择，勇敢投入其中，并承担相应的责任和后果。

如果你赞同我的看法，那你也会同意：如果能真正走出抑郁，前面当然就是"幸福人生"了。

第 16 节　接纳不完美的自己

内在工作最基础的一步，就是接纳自己，这是其他所有工作能够获得成效的前提。一个东西坏了，如闹钟，你如果想修好它，就必须先把它拿在手里，稳稳地拿着，仔细看看它到底出了什么问题。如果你对它太失望、太讨厌、不想碰，连看都不想看，就想把它扔到角落里，那后面的步骤当然就不可能发生。

很多心理自助文章都在强调这个意思：如果你想改变自己，一定要先接纳你想改变的那个自己，这样才有可能认真了解自己，进行有效的调整。如果讨厌自己、嫌弃自己、责怪自己，那很多心理能量就会消耗在这种讨厌、嫌弃、责怪中，真正的改变就不会发生。

到底什么是自我接纳呢？自我接纳是这样一种感觉："我现在就是这个样子，我接受这个事实，我现在就是有局限、有不足、有不完美，这就是我，我接受自己是这样。"

一些抑郁的人刚开始自我改变时，也会在心里对自己默念类似的话，但携带的情绪是无可奈何、被动接受、自我厌恶的："好吧，我知道自己只能是这副德行，烂泥扶不上墙。"这就不是自我接纳，自我接纳携带的是一种"敝帚自珍"的情感，有时就像一位善良的母亲，即便发现自己的孩子有诸多不如别人的地方，甚至有一些先天残疾，但在自己眼中，这个孩子仍然是"我亲爱的小宝贝"和"世界上最可爱的孩子"。

那要怎样才能做到自我接纳呢？先来看看什么会影响你对别人的接纳。

如果你看到一条新闻，说有个人拿枪去抢银行，你的第一反应可能是在心里对这个人进行批评和指责："啊，这人真坏，怎么能干出这样的事情！"接下来你又看到一条新闻，说这个人被逮捕以后，有记者去了解了他的家庭情况，发现他的孩子得了一种怪病，要很多钱才能治好，为了筹钱救孩子的命，他才去抢银行的。这时你也许会想："这个人真可怜，难怪会做出这样的事。"你好像更能接纳他了。

是什么让你更能接纳他呢？是你看到了他行为背后的动机和情感。他的行为虽然出格，但背后的情感没有偏离人之常情，相反是"很值得同情的"。

对自己也是这样。我们对自己的不接纳，常常是因为对自己的了解还不够。比如，抑郁的人会对自己说："同样一件事，为什么别人能做到，我就做不到呢？"这时，不妨回顾一下本书的前半部分。抑郁的人经历过什么样的创伤？给他们带来了什么样的感受？这些感受是怎样日积月累起来，成为他们心头的沉重负担，消耗他们的心理能量，磨损他们的身体健康，甚至压垮他们，让他们陷入绝望？

再回想一下你自己的人生：真的和别人一模一样吗？别人小时候可能有家人宠爱，你小时候可能爸妈很忙，根本没时间关注你。别人考试考砸了，父母可能会安慰他，你考砸了，爸妈只会打你一顿。别人的周末可以出去自由玩耍，你却被关在家里看书……总之，别人的成长经历给他带来了自信、满足、支持、快乐，而你的成长经历可能给你留下的是自卑、匮乏和各种到现在都还隐隐作痛的创伤——带着这些，你怎么可能轻易做到别人能做到的事呢？

有句话叫作"因为懂得，所以慈悲"。不接纳自己，就无法对自己慈悲。而这正是因为不懂得自己，不知道自己一路过来有多艰难，忘记了自己受过多少伤害，不能意识到自己成为今天这个样子已经非常非常不容易了。

如果你已经愿意开始接纳自己了，那么接下来要谈一谈，抑郁的人在尝试自我接纳时，可能会遇到哪些阻碍，以及怎样解决。

（1）心中那个给自己抽鞭子的"奴隶主"

如果你心中住着一个第 10 节里描述的"奴隶主"，那么当你开始尝试接纳自我时，"他"会第一个跳出来反对，抛出很多冠冕堂皇的理由："是男人就要对自己狠一点！""你以为家里有矿吗？不好好努力，后半辈子吃土吗？""大家都在往前跑，就你一个人停在原地！"

我说这个声音来自你心里的"他"，你可能会有点奇怪：这不就是我吗？我不就是这样想的吗？如果你的确这样想，说明你和心里的"奴隶主"已经"勾兑太深"，不分彼此了。这时，首先要做的，就是及时认出这是一个外来的声音，与其"拉开距离"。为什么说这是一个外来的声音呢？"他"又是从哪儿来的呢？简单说，一是来自他人，二是来自创伤。如果你仍然感觉困惑，可以回到第10节复习一下。

什么叫"拉开距离"呢？以贫穷的创伤为例。这种创伤十分常见，且会代代遗传。如果你内心住着一个一心想赚钱的"奴隶主"，"他"既可能来源于你自己的创伤（比如，小时候体验了很多贫穷带来的磨难），也可能来自他人（比如，你父母早年经济条件不好，他们在自身贫穷创伤的影响下，可能逼迫你把赚钱放在第一位）。

如果你完全陷入其中，内心体验到的可能是："我好穷，我要想尽办法赚钱。唉，这次居然没赚多少，不能松懈啊，下次要更努力，要赚更多！千万不能变得贫穷啊，那样人生就没有希望了！"（"奴隶主"的鞭子响了起来。）这样的想法常常和你事实上有多少钱没有必然联系，一个蹬着三轮车收废品的人和一个在世界各地飞来飞去谈生意的人，可能都有这样的内心戏。

而如果"拉开距离"，你体验到的可能会是："眼前这个人，小时候有过非常单纯快乐的时光，虽然也经历饥饿和寒冷，但他还不知道金钱是什么，在路边拾到一块花纹奇异的小石子就会高兴得仿佛捡了个宝。但当他渐渐发现金钱给生活带来的影响，饥饿、寒冷甚至被歧视的记忆就涌现出来。这么多年他废寝忘食地工作，就是希望不要再遭受那样的痛苦。为此，他牺牲了很多：休息、娱乐，和家人相处的时间——太多了，本来可以丰富延展的生命，因为创伤而被压缩在一个狭窄的轨道上，真是一件让人伤感的事。"

如果你能感受到这种伤感，心里的"奴隶主"就会暂时放下鞭子开始反思："我和面前这个辛苦干活的奴隶，难道就没有别的可能的关系了吗？"

（2）心中自恋的那一部分

正如第 14 节中介绍的，一部分抑郁的人内心是很骄傲的，听到别人说"要接纳自己的不足"，也许会在心里不高兴地反问："我有什么不足？你确定是在说我吗？"他们喜欢把自己的不如意归因于"这个时代配不上我"。在这样的状态里，"自我接纳"这个话题离他们还有点远。不过，夜深人静独自一人，当他们仔细回味起自己遭受的挫折，有时也会产生一种令人痛苦的自我怀疑："难道我真的是一个自以为是的蠢货？"

现实当然既不像白天想象的那么好，也不像晚上想象的那么糟，而是介于两者之间：他们当然不是什么旷世奇才，但作为一个普通人，也有自己的优点和特别之处。但对他们而言，这种现实或许比是个蠢货更糟糕：还有什么比泯然众人、毫无存在感、不被任何人关注更可怕？

如果能意识到确实需要克服自恋来接纳自己，那么不妨鼓起勇气，试着把自己放进那最可怕的想象中去：你将成为一个再平凡不过的人，就像早高峰人潮汹涌的地铁站口，放眼望去黑压压一片人头中的一个，或是浩渺宇宙里一个需要大型望远镜才能看清的光点——可不是什么"夜空中最亮的星"，就连你的痛苦，也够不上什么"人世间最痛苦的事"。

这种想象，或许能让你发现自己真实的需求：你想被看到，作为一个独一无二的人被看到，甚至想作为一个无与伦比的人被欣赏。还记得第 11 节中提到的"被忽视的创伤"吗？现在让我们来试试把那部分内容和这里说的联系起来。

大部分自恋，是来源于被忽视的创伤。任何一个被健康成年人养育的孩子，都会经历这样一个阶段：在那个（或几个）成年人眼里，你就是一个独一无二的孩子，一个无与伦比的孩子。很多家长会长时间待在这种感觉中，看见别人家孩子时，虽然嘴上啧啧称赞，但心里总是不服气："就是没有我们家孩子可爱。"也许要等到上幼儿园或小学，他们才会慢慢接受一个现实："要是凭良心说，我们家孩子倒也不是真的鹤立鸡群。"但那种独一无二的感觉可能持续终生。等到父母七八十岁了，那个逢年过节出现在自己眼前的谢顶油腻的中年人，也许仍然能让他们无比骄傲。

不幸的是，自恋的人在成长过程中，常常没有体验过这种感觉。他们真实的需求，并不是成为一个非常优秀的人，得到所有人的欣赏和崇拜，而是作为一个"一无是处"的自己，仍然能从别人的眼光里感受到欣赏、喜爱和珍视。

"我是最优秀的，你们都来喜欢我吧！"——这并不难实现，一个优秀的人，当然会有很多人喜欢。

"我什么都不会，但仍然有人喜欢我！"——这才是人间最难得的东西（所谓无条件的爱），也是自恋的人很不幸没能得到的。如果能承认这种需要，你就不必去假想自己是完美的了。

当然，在成年人的世界里，你会发现这种需要很难被满足。周围几乎所有人对你的情感，都多多少少基于你对他们的价值：领导喜欢你是因为你能干，朋友喜欢你是因为你幽默，就连伴侣喜欢你，如果不是因为你颜值高或者家庭条件好，至少也是因为和你相处很有趣。

所以，对自恋的人而言，承认真实的需要并不会让他们马上感到轻松，而是会经历一个痛苦的阶段：为自己没有得到那最好的东西而痛苦，为自己有可能此生都无法再得到它而痛苦。这种痛苦就是第7节中讲的"丧失"：我错过了那最宝贵的，而且可能永远无法再拥有。

一些心灵成长类文章会在这时建议你去亲密关系中寻找补偿。我个人不赞同这种建议，它会让你对亲密关系产生过高的期待，而这种期待很有可能落空，给你的亲密关系带来负面影响和挑战。其实，穿越这段痛苦，接受这个现实后，你反而能在纷纷扰扰的人世间某个不起眼的角落，捡到这一宝物的碎片。

你也许会在一个路人的善意中感受到接纳和关怀，在一尊古老的佛像前感受到穿越悠长历史传递过来的慈悲，在刚从土里钻出的嫩芽上感受到大自然对一切生命无声的支持和养育，在一个不起眼的器物上感受到匠人对使用者的贴心照顾，在一本偶然翻开的书里感受到理解和回应。

当这些碎片足够多时，你会发现，自己似乎已经拥有了那最宝贵的东西，而且是一个美丽的马赛克版。

第17节　如何应对内在的情绪体验？

　　抑郁的人常常会受到很多负面情绪的困扰，本节就来讨论一下怎样应对它们。我们的文化有一个很大的误导，就是把伴随抑郁的各种情绪，如第3节谈到的内疚、自责、愤怒、羞耻、无力等，认定为"负能量"，并由此产生一种"迷信"，认为"负能量"是不好的，要远离它、赶走它，不要让它出现在自己的生活中。这样的做法，常常只会带来更多负面情绪。物理学上有正电荷和负电荷之分，也许你不喜欢"负"这个字，但你能想象把负电荷都"消灭掉"吗？能想象一个只有正电荷而没有负电荷的物理世界是什么样的吗？

　　在我所见的人中，"赶走负面情绪"的尝试，没有一例成功。如果换成其他类似的动词，结果也大同小异，如"摆脱负面情绪""克制负面情绪""和负面情绪战斗"。

　　把这些失败的经验总结起来，你也许会发现，负面情绪就像影子：无论你跑得多快，一回头它都在身后。正如那些尝试各种办法摆脱负面情绪的人，很快会发现它又出现了。如果你站在正午的阳光下，它也许暂时缩到最小，甚至让你误以为已经不见了。但随着黄昏的来临，它又变得越来越大。正如很多人认为的，让负面情绪消失的方法，就是去那些欢庆娱乐的场合，跟那些看起来开心的人待在一起。但聚会一结束，负面情绪在你回家的路上就出现了。如果和负面情绪搏斗，结果常常是你身心俱疲，而它该怎样还怎样。就像那些想和影子搏斗的人，他们的拳头都落在墙上、地上，疼的是自己，影子则毫发无损。

也有人会建议"跳出情绪的旋涡"或者"把自己抽离出来"，成为自己内心世界的旁观者，从而不再受情绪掌控。这当然能暂时帮我们摆脱情绪的困扰，获得喘息和思考的空间。但如果长期依赖这种方式，会削弱我们的"真实感"，甚至淡化生活的意义。就好像你原本是一部电影的主人公，在生活的波折中体验着跌宕起伏的情绪，现在却成了电影院里的一位观众，在黑暗中默默看着这一切发生，手边连爆米花和可乐都没有。"他"承受苦难时，这种抽离会让你觉得仿佛自己挣脱了这种苦难。但如果形成习惯，"他"大快朵颐时，你就感觉不到美味。你可能会渐渐觉得"人生如梦，色即是空"，电影主人公不再是你，"他"只是一场梦。如果是古代人，接下来可能会出家，这确实是缓解抑郁的一种方法，也成为很多小说和故事的结局。但在现代社会，我们有更多的选择。

在介绍这些选择之前，我想强调以下几点。

（1）作为进化的产物，所有的情绪都有其功能，有其存在的意义

有时你会嫌它碍事，但这不是"消除"它的正当理由。比如，一

些人在公共场合演讲，或舞台经验不丰富却不得不上台表演时，会发现自己的手很多余，不知道该把它们放在哪儿。插在裤兜里显得太随意，抱起来显得自大，抓耳挠腮显得不自然。在这种无比紧张、尴尬的感觉里，他们甚至会产生一种想法："唉，要是没有这两只手就好了。"如果此时这个人的想法得到满足，他一定会后悔一辈子。

困扰你的情绪，就像站在舞台上时那双尴尬的手，产生不要它的想法，是因为你忘了它在其他时候发挥了多大作用。即便真的能让它消失，你也并不会因此而快乐。不少有服药经验的抑郁者，都说过他们并不喜欢那种感觉："药物是有效的，我的确感觉没那么痛苦了，但整个人是蒙蒙的，什么都感觉不到，连对平时偶尔还觉得高兴的事，都不再有开心的感觉。虽然抑郁不好，但我也不想变成这样。"

（2）极少有人会因为强烈的情绪本身而死

这句话有点"反直觉"，因为我们经常听到别人说"难受得都快死了"一类的话。但情绪的确极少直接杀死一个人，除非当事人本来就有严重的疾病，突然听到一个噩耗，虚弱的身体无法承受强烈的情绪，才可能有生命危险。

对绝大多数受情绪困扰的人而言，只要身体基本健康，给他们带来生命危险的，就不是情绪本身，反而是各种各样逃避情绪的方式：酗酒、吸毒、使用暴力、纵欲过度，各种直接、间接的自杀和自残。所以，在面对情绪时，只要你自己不主动选择死亡或自残，情绪就不会威胁到你的生命。

（3）作为人类，生活能否带给你幸福感和充实感，除了外在环境的各种条件，主要取决于你的头脑和情绪之间是什么关系，也就是心灵的"完整度"

这听起来可能有点抽象，需要你静下心来仔细体会。从生物进化的角度讲，情绪的出现远早于思维。如果你养过狗，想必能感受到它们是"有感情、通人性的"。或许你也听说过牛在即将被屠宰或被注水时流下眼泪，以及大象会围着死去的同伴哀悼的事。让我们再走远一点：夏天的夜晚你回到家，打开灯，看到墙上有一只壁虎。它也在感觉你有没有靠近。通常你会看到它逃跑一段，停下来，再逃跑一段，再停下来，最后彻底从墙缝里溜走。你感受到它那种起伏波动的恐惧了吗？

如果你是一个机械论者，可能会反驳说："你想多了，那里面没有什么情绪情感，只有行为、计算和反应。不论是逃跑的壁虎、流泪的牛、哀悼的大象，还是家里的狗听到你上楼梯就跑过来等在门口和你亲热——这一切都是经过计算做出的行为反应。"机械论者往往难以想象，作为站在地球生物进化树最前端的人类，我们所引以为傲的思维和理性，只是大脑新皮质的一种"生物功能"，它的出现才几千上万年时间，和至少在爬行动物那里就开始萌芽的情绪相比，是今早刚发出来的新芽和千年老树之间的差距。

在现实世界，这棵新芽很特别，它改变了整个世界的面貌，甚至拥有了摧毁世界的能力。但在我们的内心世界，如果这棵新芽竟然觉得老树挡了它的阳光要把它砍掉，那结局恐怕会是悲剧性的。

内在世界是否充实和满足，常常取决于这棵新芽和老树之间能否和谐共处。

很多抑郁的人，头脑和情绪之间的关系都很糟糕。有的像奴隶主对奴隶那样鞭笞压榨，有的像焦虑的家长那样往死里逼孩子学习。在这样的关系里，头脑就算实现了再多目标，也不会觉得开心和幸福，而是常常觉得空虚、疲惫和痛苦。那些依靠多年隐忍、自律、忽视和压抑情绪获得成功的人，很多就有这样的感觉。这是因为，我们身上那个体验快乐和幸福的部分，正是情绪的这个部分。

头脑和情绪之间这种对抗、扭打的关系，会把我们的内在撕成两半，让它不再完整。这就是很多抑郁的人在内心体验到的"两个小人在打架"。那么，到底怎样应对负面情绪呢？

（1）改变对情绪的态度，改变和它的关系

如果你能学会接纳甚至欣赏自己的情绪，就是一个很好的开始。比如，大部分抑郁者不喜欢"愤怒"这种情绪，他们觉得愤怒是粗暴、原始、不文明、社交不正确、会给他们招来危险的……

这样的想法很可能是受过去的经历影响，如第9节中提到的愤怒反抗招致更多伤害的例子。但你也可以尝试发现愤怒的价值。当你终于压抑不住愤怒，和欺负你的人大吵一架，你可能会意外地发现原来自己也可以这么有力量，而经此一战，他也许会对你收敛一些，不再随意欺负你。

来看看常见的"负面情绪"都有哪些"正面意义"。

● **愤怒**：它带给我们力量，让我们有可能保护自己。

● **悲伤**：它让我们深深体会并接受丧失，踩在现实的地面上往前走，而不是沉溺在幻想或不舍中无所作为。

● **内疚**：它让我们牢记自己犯下的错误，减少对这个世界和他人的伤害。

● **羞耻**：它提醒我们，自己的行为在当前环境中可能有点不合时宜。

● **无力**：它提醒我们，现在最需要的也许是养精蓄锐。

● **绝望**：它提醒我们，在现有的视野里难以看到出路，要解决问题，恐怕需要开拓更宽阔的视野。

● **孤独**：它留给我们一个空白的空间，让我们更容易看见自己的真实需要。

如果你耐心寻找，还会发现很多情绪的积极意义，从而意识到它们其实很重要。

（2）解读负面情绪带来的信息

负面情绪当然让人不舒服，不过既然它在提醒我们什么，那如果我们领会了这些信息，并为自己创造了更好的生存环境，情绪没有了存在的必要，是不是就会自然消退呢？

的确是这样。不过当我们尝试解读这些信息时，一定要注意区分什么是"现在的"，什么是"过去的"，什么又是"未来的"。很多深受情绪困扰的人，常常难以区分这三者。

来看这几个例子：

A 是一名刚入职的年轻人，在公司里遭到同事的霸凌和排挤。他们的小动作经常不留痕迹，A 毫无办法，只能忍气吞声。在这样的环境里工作显然很不开心，于是 A 找到心理咨询师，说："我一点办法都没有，也不能不要这份工作，所以决定忍忍算了，可心里常常还是有很多负面情绪，所以想问问，我能不能不要有这样的负面情绪呢？我知道情绪是有意义的，也知道它们在这种情况下出现是很自然的，但对现在的我而言，它们的确毫无意义。"

B 也是一名入职不久的年轻人，和他同期入职的有好几个人。B 发现上司的强势风格会让自己产生很多负面情绪，甚至不想干下去了。但他和同期入职的同事讨论，发现大家都不觉得有什么问题。于是 B 有些奇怪：是不是我自己的问题呢？

C 是一名全职主妇，丈夫经商，收入不错，结婚以来她一直在家安心做家庭主妇，也自以为和丈夫关系不错。但最近几个月，C 借助一些蛛丝马迹，发现原来丈夫早就背着她有多次外遇，她还浑然不觉。她心里有了很多负面情绪，忍不住和丈夫摊了牌。丈夫淡淡地说："那你想怎样呢？这么多年你一直不知道，不是过得挺幸福吗？就像从前一样不好吗？"

我们来具体分析一下。A 的情绪有意义吗？有的。如果他像自己希望的那样，内心没有一丝波澜地穿着同事给的小鞋继续工作，那他可能一直在公司的人际关系中处于弱势。以他目前的能力来看，短期内不容易改变这种情况。但暂时忍受这份痛苦的意义，就在于不断提醒自己身处不公的环境，要想办法从中挣脱。

越王勾践的卧薪尝胆，就起到一个类似的作用。为了不忘记过去发生的不公，勾践甚至主动给自己的日常生活注入一定剂量的痛苦。现代人如果穿越到勾践的时代，也许会奉劝他说："过去的事情就让它过去吧，不要老是陷在里面走不出来。人要学会向前看，你就好好过自己的小日子，退一步海阔天空，何必每天苦大仇深的，向周围释放负能量呢？"

A也是一样，如果消除当下的负面情绪，可以获得一时的平静，但这可能意味着今后要长期承受被霸凌的痛苦。而如果含着这份痛苦，努力寻找解决办法，也许能在不远的将来让自己讨回公道。

如果说A的情绪主要是关于当下和未来的，那么B的情绪则主要是关乎过去的。如果B也努力提高自己，终于具备了跳槽的能力，可以摆脱这位自己不喜欢的上司——这当然也是一种出路。但很有可能，当B进入下一家公司，来到一个更高的职位时，仍然会觉得新上司强势，给自己带来很多负面情绪。而后来，B也有了自己的手下，他发现，自己有时也成了一个"强势的上司"。

读到这里，你恐怕也更加确定这是B自己的问题了。说是他自己的问题，就是说这是关于"过去"的问题。也许B有一对强势的父母，从小深受其害，所以一方面对强势的行为过分易感，另一方面他自己也潜移默化地学会了强势对待他人的方式。在这种情况下，

B 需要接受自己的负面情绪，并试着去追溯这些情绪和早年经历的关系。如果他能充分体会到这些情绪是指向过去某个人的，就不会再把现在工作中的上司树为假想敌。这样，就把"过去"和"现在"分开了。而 B 的未来，更重要的不是跳槽，而是让自己不再受到"过去"这些情绪的影响。具体怎样实现呢？可以参考本书后面的部分。

现在，我们要来说说可能会让人觉得很棘手的 C 了。如果诸位读者是 C 的闺密团，可能会在这件事上分成两派。一派认为，C 的丈夫语气虽然让人不快，但说的内容很"现实"，C 如果要重新步入职场，难度太大，可能不如维持现状。另一派则认为，这是严重的情感背叛，C 应该为自己争口气，主动离婚，同时还要努力提升自己。

再来看看我们心理动力学派的咨询师可能会怎么工作。C 想要的到底是什么呢？让她感到受伤的又是什么呢？如果 C 的负面情绪主要是嫉妒，她希望丈夫只喜欢她一个女人，不能忍受和别的女性分享他，那么这种情绪和关系的占有欲常常来源于成长过程中的重要关系，也就是"过去"。问题解决的走向，可以参考 B 的例子。

如果 C 的负面情绪主要是遭到了背叛和欺骗，这种不公正的处境，就是关于"现在"和"未来"的，可以参考 A 的情况了。

而如果 C 的主要情绪是自责："都是我自己不长眼，相信了这样的男人，把自己托付给他，浪费了青春，错过了发展的时机……"这可能就是前面第 14 节中谈到的携带自恋的抑郁。这仍然是创伤导致的，是关于"过去"的。

如果读到这里你还没觉得太复杂，那么来看看真实的情况。在真实的 C 这类例子中，有可能这三种感受都有，是混杂在一起的，既有嫉妒，也有被欺骗的愤怒，更有对自己的自责，或者还混杂了别的情绪：对人生的无望感、被抛弃感、失去对人的信任等。诸多情绪的混杂，可能更接近大部分抑郁者的状态。所以，在对情绪的工作中，下面这一点往往很重要。

（3）学会区分和描述不同的情绪

没有认识和了解过情绪的人，在表达自己的情绪时往往说得比较笼统，三言两语了事——"我好痛苦""我好难受""想死的心都有了"。

这样的描述当然很少能带给你什么。在遇到情绪困扰的人进行心理咨询时，咨询师在初期经常做的一件事，就是帮助他们对自己的情绪体验进行区分和命名。你可以回到本书第 3 节，复习一下这些具体的情绪到底是什么，也看看自己到底有哪些情绪。

用语言描述情绪，就是调动大脑中掌管语言的部分，去处理掌管情绪部分承载的过于强烈的能量。就好像你想把一大堆东西塞进一个柜子里，满满当当还装不完，觉得很烦躁，这时突然意识到，其实家里还有一个柜子啊！

很多人喜欢说人类的大脑还有大量的潜力没有开发出来。这些潜力是什么？如何开发呢？当然不是去背圆周率小数点后一万位。我们可以尝试用语言来描述情绪，这样就在大脑内部分散了情绪带来的压力。

当然，不是只有言语文字是语言，声音、图画、身体动作、雕塑等，都是语言。如果你不喜欢说话，也可以尝试用乐器、绘画、书法、舞蹈、雕塑、制陶等方式来表达自己的情绪。这些活动都可以帮你疏解情绪。

而如果你是携带自恋倾向的抑郁者，希望你带着平常心去做它们，不要把这些事和"艺术"二字扯上什么关系。你不需要去"搞艺术"，更不需要"成为艺术家"，你只是在寻找适合自己的抒发情绪的方式而已，找到了就持续去做。经过一段时间的练习，运用这些方式，你也可以实现对自身情绪的区分和标识，只不过不是用语词，而是用颜色、材料、形状、质地等。

厘清自己到底有哪些具体的情绪之后，就可以来"穿越"它们了。

（4）穿越情绪

穿越情绪是一件奇妙的事。如果能成功穿越它，你常常会自然而然地获得前面讲到的三个东西：

- 更能接纳这种情绪了。
- 更容易"顿悟"这种情绪要传递给你什么样的信息。
- 穿越的过程，让你能够更清晰地感受到它，并描绘出来。

什么是"穿越情绪"呢？如果站在你的角度，是你"穿越"了它；如果站在情绪的角度，是它自己完成了一个自然释放的过程，而你全程体验了这个过程。

作为一种能量，情绪就像水流或电流一样，当它去到自己想去的地方，耗尽了自身，自然就会平复下来。情绪自身的释放过程，就像一个倒 U 形曲线。如果用最微观的外部视角来看情绪，它其实就是神经细胞的兴奋和抑制过程，而这也是一个倒 U 形曲线。

这个倒 U 形曲线，就像爬山，前半段最为艰难。情绪能量在这里或快或慢地积累起来，你感觉它越来越强烈，不知道心里这只膨胀的怪兽最后会变成什么样子（愤怒、嫉妒、仇恨），不知道这阴雨连绵的鬼天气什么时候才是个头（悲伤），不知道躺在床上的这个身体还有没有可能焕发生机（无力）。

这个过程很不舒服，绝大部分阻碍情绪流动的行为发生在这个阶段："来看个电视或刷会儿手机转移一下注意力吧。""不行啊，自己一定要振作起来，赶紧投入工作！""还是抽根烟／喝杯酒让自己平静一下吧。"这些方式会让你暂时从坡上下来，甚至给你一种"我没事了"的错觉。但山还在那里，情绪只是暂时睡着了，下次它还会醒来，积累，把你送上山坡。

到半山腰时，最有用的方式，就是深呼吸，专注于这种情绪，认真体会它。比如，穿越悲伤的情绪，不是只感觉到"我很悲伤"就够了，而要体验悲伤开始时的心痛；悲伤继续时可能眼泪夺眶而出；悲伤到深处，就像走进隧道深处，绝望、无助，不知道什么时候能结束；最后悲伤开始消散，仿佛在隧道里看见了光亮。

最初尝试这种方式，你可能会发现自己变得更痛苦了，就像积蓄了很大压力的高压锅，刚开始放气时，出气口承受的压力是最大的，在前一秒表面风平浪静的映衬下尤其如此。而且，这样的建议可能违反你一直以来的认知，违反周围人通常会给你的建议，更违反我们这个时代"追求享乐，避开痛苦"的文化，这可能让你很犹豫。

我不想强调我说的一定是对的。也许并不对。但为什么不自己试试看呢？或者观察一下别人？来看看那些身体突然受小伤的人，如脚趾磕在家具上，或切菜不小心切到手，他们会有什么反应呢？如果是孩子或性格不太成熟的人，可能会突然尖叫、号啕大哭，或者咒天怨地；但性格比较成熟稳定的人，常常会本能地深呼吸起来，伴着呼吸，有时还发出"咝咝"声或拖长的呻吟。如果你问他为什么要这样做，他可能说不出来，因为他压根儿没关注过这种细节，只觉得这时候深呼吸是很自然的，疼痛一会儿就会过去。

如果你仍然认为这时的深呼吸只是一个偶然现象，并没有什么意义，那么下次当你的脚趾磕在家具上痛起来时，试一下别人经常给的处理情绪的建议：忘掉这件事，回去工作；看会儿电视转移一下注意力；不要想你的脚趾。

这些方式会比直接深呼吸让疼痛过去更舒服吗？再来看一个典型的例子：生孩子。很多产妇在进入产房时，医生和护士要尽快教会她的一件事就是呼吸。也有很多女性，在怀孕后期就开始练习生产时需要的呼吸方式了。忙碌紧张的生产过程中，周围人给的最多的建议，也是关于呼吸的。你能想象产妇不去关注生产的阵痛，躺在那里转移一下注意力，读本小说、看个电影，就把孩子生出来吗？

呼吸会带来风，把心中积累的过多热量散发出来，避免燃烧和爆炸（愤怒、嫉妒、仇恨）；可以驱散阴云，带来好天气（悲伤）；也能给纹丝不动的空气带来生机和活力（无力）。跟着深呼吸去体验情绪，你就会不知不觉到达山顶，后面的路就轻松多了，情绪渐渐回落，你也感觉自己"终于翻过了这座山"。当然，抑郁的康复并不是翻过一座山，而是走过一整片连绵起伏的山地——这可能是你人生道路上最近几个月甚至几年间都会经历的地形和风景。

有一些抑郁者可能觉得爬山的比喻并不贴切，在这个场景里，你至少能看见前面是什么，知道往前走会到哪里。但现实的抑郁体验有时更像在黑暗中摸索，你并不知道路在哪里。过去好像是光亮的，你怀念抑郁没来的时候，有目标，有干劲，不想那么多。你多少知道过去是回不去的，但也不愿意进入眼前这片未知的黑暗。你知道快乐暂时得不到，但也不甘心去充分体验那些不舒服的情绪。就像站在一条隧道的入口。走隧道不像爬山，在你走出来之前，你不会知道它到底有多长——听起来有点沮丧。但隧道的另一个特点就是，只要你一直往前走，就一定能出来。

我经常听到有人说：我有一个怎样怎样的负面情绪，我花了很长时间，还是没能走出来。如果详细询问，就会发现，走不出来最常见的原因，是根本没有认真在走。很多人可以在头脑里回顾自己的经历，但一旦体验到自己的负面情绪，就觉得好难受，不想再继续，然后就走开，干别的事，转移注意力，回到舒适区。

这就像你走一个隧道，进去一点，觉得好黑，好害怕，然后退回来，再走进去，又觉得好害怕，再退回来，这样其实只是在隧道开头的这一段来来回回，不论花多少时间，当然都走不出这个隧道。不断退回来，也并非毫无收获，每次你到达一个更深的地方，就会多一分和黑暗相处的经验，多一分再往前走两步的勇气和定力，而这些都会帮你继续前行。

学会穿越情绪，会成为一个让你受用终生的能力。如果能熟练掌握这种能力，任何情绪问题都能迎刃而解。

第 18 节　怎样处理身体层面的不适感?

上一节里讲的所有应对情绪的思路和方式，都适用于身体层面上的不适。现在让我们来归纳一下，并补充一些身体层面工作的例子。

- 接纳。
- 解读。
- 区分和描述。
- 穿越。

本书多次强调的原则就是：在使用技术之前，要先端正态度。在尝试应对身体的不适感前，最好也先接纳这些不适感。

身体的不适感很容易被贴上"疾病"的标签。当下的文化在面对身体不适和疾病时，常常自带一种态度——"绝不向病魔低头！""一定要努力战胜无情的病魔！"

在很多身心治疗流派看来，身体疾病和心理问题有着密切的关联，有不少身体疾病，都是严重的心理问题长期得不到解决，而在身体层面导致了病变。也就是说，这一类的病魔，归根到底其实是心魔。所以，这一类的身体问题也是在试图向我们传递信息。沿着同样的思路，如果我们能解读出这些信息并解决掉相应的情绪问题或生活问题，身体问题也会自动缓解。

不过，很多人对身体的不适感并不敏感，他们日常能体验到的身体感受主要是：

- 饥饿—饱腹感。
- 性兴奋—释放感。
- 冷—热。
- 疲惫—轻松。
- 酸、胀、痛、麻、痒。

细究起来，身体的感受至少有几十种之多，怎样细化和区分呢？在"抑郁"这一主题下常见的身体感受，已经在第 4 节中做了总结。那么，怎样解读这些感觉呢？一些读者恐怕很难想象："我身体上的不舒服，和我的心理活动能有什么关系呢？"让我试着把第 4 节中描述的抑郁者的身体感觉，和第二章中介绍的抑郁的成因联系起来，举几个例子，看看能否让你感受到其中的关系。

很多遭受过忽视创伤的抑郁者，都有"怕冷"或"体寒"的身体问题，感觉仿佛自己生活在一个冰冷的世界里，而这和早年人际关系环境带来的体验是一致的："他们对我冷漠极了。"那些内心住着"奴隶主"，经常自我逼迫的人，身体上的感受更多是压力和沉重，他们的肩膀和后背很容易酸痛，有时走路的姿态都像一个疲惫的老人。因分离、被抛弃而抑郁的人，则容易出现心痛的感觉，有时会引起心悸、心律不齐等问题。

也就是说，如果你足够了解自己，就能在这三个部分之间建立起因果关系：当下的身体感觉—过去的情绪感受—过往的创伤经历。如果你已经在脑海里建立了上面这个完整的逻辑链条，但在现实层面，你的身体还是很不舒服，这时候怎么办呢？

现在轮到最后一步——穿越身体感受上场了。穿越身体感受的原理和过程，与穿越情绪是一样的，如果你不太记得，可以翻到上一节复习一下。需要补充的是，由于身体是一个比内心更具体、更容易定位的东西，身体感受的穿越也会更具体，不像情绪的穿越过程那样显得抽象，还可以灵活使用一些别的身体活动予以辅助。比如，前面说到寒冷感，要穿越这种感受，可以泡在温水里进行。先让自己安静下来（最好在一个独立的空间里，熙熙攘攘的公共澡堂并不推荐），尽量放松地待在让自己感觉温暖但并不烫的水里。把注意力带回身体（需要的话可以闭上眼睛），尽量往里走，试着感受你的骨骼。

俗话说"寒冷彻骨"，你会发现，骨骼是聚集寒冷感最多的地方，当皮肤和肌肉已经为水流所温暖时，你还是能感觉到骨头里仿佛有寒气在往外冒。感受这种寒气，感受它怎样从骨骼中渗出来，在肌肉里遇到水流送进来的热量，感受二者怎样消融了彼此，然后更多的寒气涌出，和更多的热量相消融。在这个过程中，你的回忆和想象可以自由驰骋，也许你能想起自己曾经遭受的"冷遇"，甚至再次体验到那种熟悉的、仿佛身处冰天雪地的感觉。要在平时，你也许会犹豫要不要去触碰那种寒冷感，但现在，四周的温水可以让你更容易承受这种感觉。让寒冷都出来吧，温水是它们最好的归宿。

这个过程也许会让你有所触动，让你意识到自己走过了怎样艰难的一条道路。当你为自己的不幸和幸运、软弱和勇气、执迷和领悟、错过和得到……而流下眼泪时，请让它们尽情地流，温水也是眼泪的好归宿。如果你觉得这个方法有效，可以经常做，直到把体内的寒冷都释放完。之后，在这一主题上，你多半会有种小小的"重生"的感觉。

再来看看另一种抑郁者常有的身体感受：压力和过多责任导致的肩颈酸痛。穿越这类感受之前，首先需要学会区分身体层面的"有益的痛苦"和"有害的痛苦"。有益的痛苦，就是平时不明显的酸胀疼痛，在你关注它时，变得更强烈，伴随你穿越它的过程渐渐释放出来的痛苦。有害的痛苦，则是本来没什么问题的部位，由于你姿势不当、用力过猛或发生意外而受伤所带来的痛苦，如做瑜伽时拉伤韧带。身体层面的工作，是要发现并穿越前一种痛苦，同时尽量避免后一种痛苦。

后一种痛苦经常发生在第 10 节中介绍的有自我逼迫倾向的抑郁者身上。他们做事过于用力、急于求成，在身体的工作，如瑜伽中，这种倾向常常使得他们尝试一些身体无法承受的姿势，增加了受伤的可能。所以，在身体的工作中，很有必要随时留意自己的舒适感，不要设立任何具体的目标，尽量在放松中进行游戏和尝试，找到那些有益的痛苦，并把它们维持在能够承受的范围内，通过深呼吸释放它们。

来看一下具体的做法：

（1）找一个安静的房间，换上宽松的衣服，摘掉身上任何可能带来危险或让你分心的物品：耳环、项链、手表、钥匙等。

（2）先做一会儿暖身运动，然后回顾一下你记得的体操或任何拉伸运动中那些和肩颈部位有关的动作。边想边做，适当改变角度、速度或者幅度，找到一个能让你强烈感觉到肩颈的酸痛，但还在承受范围内的动作。

（3）不断重复这个动作，一边把它放慢仔细体会，一边加深你的呼吸，想象你吸入的空气是从那个酸痛的部位进来的，呼出去的空气也从那个部位出去，持续体会那种酸痛被呼吸的风拂过的感觉。

（4）这时候，任自己的回忆和想象驰骋，想到什么都不用加以干涉，只要尝试记住它们。

（5）持续（3）和（4），直到你感觉酸痛已经大部分释放掉，然后，你可以停下来回想在（4）中记住的，看看有什么启发，也可以回到（2），再找一个可以让你感受到新的酸痛的动作，继续进行（3）和（4）。

在这个过程中，你回忆起的、想象到的，都可以试着使用前面提到的解读思路，看看能否和过去的经历建立联系。这不仅能让你更了解自己，也能让你发现更多相关的情绪和身体感受。

第19节　越忠于自己的感受和意愿，抑郁离你越远

在第二章中讲抑郁的成因时，细心的你可能会发现一个贯穿第9节到第12节的、抑郁的共通原因：一些人或一些事，让你无法再忠于自己的感受。比如以下这些：

- 第9节中，持续地被伤害而无法还击，让你无法再忠于自己的愤怒。
- 第10节中，对自己的苛责和逼迫，让你无法忠于自己的疲惫、辛苦、厌倦，和自己真正想做的事。
- 第11节中，长期被忽视的创伤，让你连自己的感受是什么都不知道，更无法忠于它。
- 第12节中，对负面情绪的压抑，让你无法忠于自己的负面情绪。

我们很容易在抑郁者身上观察到一个和这些现象有关的特质：

很多人认为人本性就是自私的，凡事都为自己着想，从自己的角度看问题；但抑郁的人不是这样，他们经常站在别人那边，似乎根本就不考虑自己。

- 别人做了伤害自己的事，抑郁的人会本能地给对方找理由："他可能是压力太大了，也挺不容易的。"
- 别人对自己一分好，抑郁的人会还回去两分："他这样的好人，我不能让他吃亏呀！"
- 别人因为利益起争执，抑郁的人会主动让出自己的利益来平息事态："大家和和气气就挺好啊，我吃点儿小亏有什么关系呢？"

有些修行者会带来一个更贴切的描述：心不在自己身上。的确，抑郁者的心经常在别人身上。他们关心别人怎么看自己，关心别人满不满意，有没有不高兴，有没有对自己失望，有没有想伤害自己……但就是很少关心自己舒不舒服、开不开心。正如第9节到第12节中提到的，这样的习惯往往来源于过去的人际关系和创伤。

而抑郁的康复，也是一个把心收回来，放在自己身上的过程。比如，有的抑郁者一直对父母言听计从，稍有不同意见，父母就会面露不悦。抑郁康复的他们会开始坚持自己的主张："不高兴就随他们去吧，孩子当然会有长大了不听父母话的一天，这是自然现象。"所以，如果你能经常觉察到自己的想法和感受，请尽可能地坚持它们（至少在心里暗暗坚持），这对抑郁的康复很有好处。

在这个时代，那些没有抑郁的人，生活中主要的烦恼常常是欲望太多而无法满足，他们想要大房子、好车子，想去世界各地旅游，想要财务自由……吸引他们的东西太多，只恨自己分身乏术或没有足够的能力来满足这些欲望。他们很难想象"不知道自己想要什么"到底是种什么感觉。而在很多抑郁者心里，有时的"想要"也并非真正想要。他们可能也想要大房子、好车子、去世界各地旅游，拍照发朋友圈，但可能是为了满足家人、让父母脸上有光，或者让自己看起来像个"正常人"。如果能稍微接近自己的内心，他们也知道自己并不想要。那真正想要的是什么呢？他们自己往往也搞不清楚。

真实的感受和意愿，像湍急水流里一枚受惊的河蚌，就是不肯显露自己。而他们的头脑里充斥着各种"应该"，像急流携带的泥沙和树枝。读到这里，他们心里可能会冒出一个自我悖论的念头："那我是不是应该好好寻找一下自己想要什么了？"（"你说得没错，自己的意愿很重要，我觉得自己应该把这个河蚌撬开看看。"）

用强力去撬开河蚌，可能给它带来更大的伤害。如果你希望它打开，最好给它营造一个安全的环境：让水流慢下来（让自己安静下来），把里面混杂的泥沙和树枝稍微收拾一下（不要用那么多"应该"来敲打自己）。之后就耐心等待，只要环境足够安全，它一定会打开，因为它自己也很想进入外面的世界，充分施展一番。

有时，好不容易找回了自己的感受和意愿，却很容易被别人的暗示和影响破坏。比如，一些年轻人想去外地求学，到处看看，但父母说："你这样太自私了，一点也不考虑我们。"其实父母身体健康，生活也比较轻松，并没有什么现实的困难。本来是一个合情合理的需求，听到这样的话，抑郁者可能就会开始质疑自己并感到内疚，最终放弃自己的主张。所以，忠于自己的感受和意愿，就像在干旱的地方建起一片绿洲。你的水源（心理能量）有限，要先想办法让一些坚韧抗旱的植物活下来，同时在阴凉的角落里，低调地培育其他植物的小嫩芽，等它们足够强壮，再移到阳光直射处。

人与人之间，不仅有相互温暖、相互支持的时候，也有相互竞争、利益冲突的时候。所有和你有利益冲突的人，都可能在你尝试忠于自己的感受时，有意无意制造各种障碍。如果你从一个只为别人考虑的人变成一个会为自己考虑的人，那么在你学习忠于自己感受和意愿的过程中，几乎必然要克服的困难，就是周围人带来的阻碍。在第 24 节中讨论抑郁者的人际关系时，我会更详细地给出建议。

第 20 节　怎样才是"对自己好"？

抑郁的人如果认真梳理自己的早年经历，常常会发现自己在某些方面得到的对待并不那么好。而"对自己好一点"也是大众鸡汤读物中常见的口号，这句话很容易获得大家的认同，也很有感召力。

熟知这一心理的商家，早就打出了"你值得更好的"之类的广告，听起来像是对自我价值感低的人予以认可。但进入执行层面，什么是更好呢？在广告的暗示下，自然就是品质更高的、更昂贵的。这样的广告词可能把人卷入消费主义的洪流，甚至过度提前消费。比如，贷款买一个名牌包，虽然能在社交场合增加几分自信，但是贷款带来的压力，以及为了挣钱而付出的额外辛劳和努力，却成了对自己的"坏"。

我们需要明确，对所有童年过得不够好的人（不论在哪一方面），之所以要提醒他们"对自己好一点"，不只是希望他们当下过得好，也是希望能有一种好，来弥补他们童年的缺失。

我们的童年到底缺了什么呢？答案当然是因人而异的，但极少有人在童年和婴幼儿时期的痛苦来源于没有名牌可穿，没有大餐可吃。我们常见的童年缺失是下面这几种（大致按照发展的时间顺序排列，我会在每一种缺失的下面提供可能的弥补方案）：

（1）足够的拥抱、身体接触、温暖柔软的感觉

这是除了吃喝拉撒，我们来到这世上最早获得的一类满足。如果缺失了这部分，你也许会对情侣之间的拥抱十分着迷，看到婴儿躺在柔软的小床里也会很羡慕。

弥补方案：你可以在不引发误会的前提下，大方地向朋友们索要拥抱，也可以找一个信任的好友，说出你的需求，经常让对方多抱抱你。按摩也能提供大量的身体接触，但这时需要的可能是更轻柔的按摩，这一点可以请按摩师配合。

需要注意的是，身体接触并不等于性，二者大部分时候是两回事。不少童年缺少身体接触的人，或者性压抑的人，会在身体接触发生时，迅速被唤起性的感觉，因而他们很难想象独立于性的身体接触。如果你是这样的人，恐怕最初不适合找朋友拥抱，可以尝试按摩，以及拓展训练中的肢体游戏。

对于温暖的感觉，可以试试泡澡。很多孩子都喜欢在温水里玩耍，如果有兴趣，也可以买一些洗澡玩具重新体验一番。如果喜欢，也可以把卧室布置成粉红色，床单换成可爱卡通的，到处弄得松软舒适。问问自己内心想要什么，卧室是你最私人的空间，不必因为外在的年龄限制就要使用冷色调的床单或硬邦邦的红木家具。

（2）轻松随意的儿童活动

可以设想一下，如果你的童年没有经历那么多创伤和苦难，而

是过得相对轻松自在，那时你会做什么呢？显然不是写作业。

大部分孩子喜欢做的事情包括：

- 舒适的天气里坐在秋千上荡来荡去。
- 在海边、河边或林荫小道上慢慢地走，捡一些自己喜欢的贝壳、石头或叶子。
- 在干净的水里嬉戏：江河湖海、温泉、澡堂、浴缸里……
- 和小动物友好地互动：观察一群蚂蚁、养一只蝌蚪、用吃剩的食物喂野鸟……

很多孩子喜欢在商店里逛来逛去，挑选喜欢的东西，有时也喜欢把一些亮闪闪的东西戴在身上，但他们并不会关心哪些是名牌，也不会关心戒指上镶的到底是钻石还是玻璃。成年人有时也在有意无意补偿自己的童年，但可悲之处在于，当他们把成年人的社会意义附加在这些需求上时，需要支付的代价大了许多。

所以，当听到"对自己好一点"这类建议时，请不要本能地反驳道："那也得有钱啊！"很可能，你内心真实的需求和商业广告上描绘的不完全一样，而这些需求并不难满足，所需的最大成本不过是时间。

（3）别人的认可、夸赞和支持

这是很多抑郁者童年缺失的东西。他们遭遇的是苛责、批评、否定、贬低和打压，带来很差的自我感觉、低自尊和无价值感。也有部分相对开明的家长会"夸赞"孩子，但他们是以一种比较刻意的方式表达（常常是读了一些育儿建议后的照本宣科）。内心深处，他们并不能自然而然地欣赏自己的孩子。

如果你感觉自己也缺少这些，仍然可以在成年后想办法弥补。当你选择朋友、老师或上级时，可以挑选那种精神上慷慨大方、乐意欣赏他人的人，同时尽量避开习惯性地贬损别人的人。至于怎样鉴别这类人，在第 24 节里有更详细的讨论。

（4）给自己一个宽松的内在心理环境

这一点也和商业广告试图引导的方向不太一样。一个人对自己好不好，并不是看他的衣食住行是否奢侈昂贵，甚至连身体上的舒适感都不是最核心的。对自己好最重要的部分，是在内心尊重自己、顺应自己的节奏、满足自己的需求，而不为难自己、批判自己、苛求自己、责怪自己、贬低自己……能做到对自己好的人，自然也会有节制地对别人好。所以一个对自己好的人，呈现出的是一种放松、坚定、慷慨的精神面貌。

那要怎样才能给自己一个宽松的内在环境呢？答案是：要认识自己、了解自己。我在第 16 节中讲到接纳自己时，就提到过"因为懂得，所以慈悲"。能给自己一个宽松的内在环境，往往来源于充分理解了自己的种种不容易。如果有兴趣，可以翻回第 16 节复习一下。

当然，前面讲的这 4 点，不能概括所有对自己好的方式。人和人是不一样的，只有你自己最可能懂得自己。而"对自己好"的要点，就是要贴近那个独一无二的自己，量身定制一套善待自己的方式。这方面，只有你自己能成为权威和专家。

第 21 节　学会调节内在空间的"开放"和"关闭"

也许因为抑郁的人往往说话不多、不喜社交、很难和不抑郁的人产生共鸣，他们周围的很多人常常认为，他们的问题就是"太封闭了"，所以应该"打开自己"。他们会建议抑郁的人多出门、多和人互动、多交朋友、多参加各种活动、多看书、多学习、多接触外部世界、多听听别人的看法、多离开舒适区去挑战自己……总之，"不要老是封闭在自己的世界里钻牛角尖，那样会更抑郁的"。

但抑郁的人为什么会"封闭自己"呢？一个人生活得"封闭"或者"开放"，真的会影响到抑郁水平吗？一种更"开放"的生活，会有助于抑郁的康复吗？

首先，需要强调，本书第二章里介绍抑郁的成因时，从没提到生活封闭是一个原因。恰恰相反，很多时候，"封闭"其实是抑郁的结果：抑郁会让人暂时失去过开放生活的能力。这会和你平时观察到的大体一致：很多得了抑郁症的人，或多或少会淡出社交生活，变得相对封闭。但如果把他们强行推进"开放"的生活，常常会适得其反。

他们的抑郁有可能加重，甚至为了摆脱这种被人逼迫的处境而产生极端行为。

那么，难道要放任抑郁的人过封闭的生活吗？他们不愿意出门就永远不让他们出门吗？抑郁者焦虑的父母们还会进一步追问：

- "那不去上学了？学习跟不上怎么办？"
- "工作也不要了？"
- "眼看年纪越来越大，对象也不找了？"
- "这一辈子不是废掉了？"

抑郁的人到底需要什么样的生活呢？先来看看下面这些人：

- 一个慢性病人可能需要一种相对轻松的生活，不要有太多任务，做点力所能及的事就好。
- 一个遭受过创伤的孩子，可能需要一种稳定、规律、相对封闭的生活，读读绘本、听听故事就好，但不太适合看新闻。
- 一个刚刚失去亲人的人需要什么样的生活？恐怕不是丰富的社交活动，而是有一些独处、不被打扰的时间，如果旁边有人能帮他做做一日三餐更好。

抑郁的人也类似。他们不需要太多人去安抚他们的情绪，跟他们谈人生、讲大道理。如果他们决定暂时不接收太多外在的信息，不看电视、不用手机、不问世事，也是挺好的选择。不要随便打扰他们，以"散心"或"转移注意"的名义拉着他们做这做那。如果他们决定去农村或寺庙生活一段时间，倒不妨支持，在那些地方生活有助于抑郁的康复。

总体而言，大部分抑郁的人在相对封闭的生活里会感觉更舒适。不过，这种封闭得是他自己希望的。如果抑郁者的家属读到这里觉得很认同，决定强行把他送到乡下老家去住——这就和强行逼迫他们去过"开放"的生活一样，会适得其反。

相对封闭的生活可以给他们一个安全、放松、不受干扰的空间，从而把注意力转向内在，集中精力处理内心感受。但是，这个环境又不能太封闭，否则确有"闭门造车"之嫌。如果能有一小部分恰到好处的"开放"就比较好，比如以下这种：

- 一两个可以陪伴他但不会给他压力的人。
- 一两个可以用心交谈的朋友。
- 一位专业的心理咨询师，或者一个心理成长的小团体。
- 如果以上这些都没有，养一只宠物也可以。

抑郁的康复不是像开关一样的"全或无"，而是一个漫长渐进、波折起伏的过程。在其中一些时刻，抑郁的人自己也会想暂时更"开放"一点，如在家待了好几个月突然想去旅游，突然想试着去找份工作，或者突然想多交点朋友、谈个对象，突然开始关心各种社会问题。

这些都可以去尝试，等到抑郁问题完全解决时，他们最终会过上开放的生活。而要领就是，在这个过程里，时时留意自己对"开放"和"封闭"的需要，自己去调节阀门，掌控剂量，永远保有随时可以退回去的"舒适区"，又可以在任何想挑战自己的时候走出去试试。

第22节　怎样应对失眠?

失眠是抑郁者最常遇到的困扰之一。在身体层面,连续几天睡不好觉是最让人痛苦的事情了。本节就来介绍如何应对这个问题。

(1) 不要只解决失眠问题

失眠是伴随其他情绪和身心问题出现的睡眠困难,所以有必要把失眠放在"到底是什么让我睡不好"这一问题的背景下去解决。头痛医头,脚痛医脚地"只"尝试解决失眠问题——这样的思路常常会让失眠变得很难对付。

当然,必要的时候,如有很紧急的外部事务要处理,暂时顾不上,也没什么耐心好好解决内心的问题——这时,服用安眠药或尝试一些直接针对失眠的方法是可以的,如进行自我催眠、听音乐、做针灸按摩等。正如战场上的士兵如果受伤,也只能先头痛医头,脚痛医脚。但最好不要指望这些方式能彻底解决失眠问题。没有深入的内在工作,失眠很容易反复出现。

（2）识别并打破失眠的恶性循环

很多人在失眠的第一个阶段，是因为一些具体的事情和情绪睡不着，如生活中遇到打击和磨难、放不下的过去、焦虑的未来等。但如果失眠持续一段时间（对一些人来说是几个星期，对另一些人来说只需要几分钟），常常就会进入下一个阶段：因为失眠而失眠。

- "天哪，我都在床上躺了三个小时了，居然还没睡着！"
- "明天还有好多事情要做，我却躺在这里睡不着，明天早上起不来，精神不好，又是可怕的一天！"
- "为什么我会睡不着呢？我明明很累啊。"
- "脑子里一直在胡思乱想，没完没了，我怎么会变成这样呢？"
- "难道我要一直翻来覆去到天亮吗？难道这一夜又废掉了？"
- "一个人连觉都睡不着，还能有什么出息！"
- "天都亮了，我怎么还醒着！"

在这个阶段，失眠本身引起的焦虑、自责、烦躁、恼怒等，让人更加无法入睡。越失眠，这些情绪越多，然后越难以入睡，这就是失眠的恶性循环。

怎样打破这一循环呢？你需要充分接纳失眠这件事。具体而言，你需要意识到：

- 失眠不是你的错。没有人能充分掌控自己的睡眠，恰恰相反，睡眠这件事很独特：你越希望掌控它，越无法掌控它。

● 失眠当然会对你的精力、生活和工作造成影响，这一点和其他所有身心问题一样，你只能接受，抗拒这些影响不会带来任何好处。

● 有些人可能无法理解失眠的痛苦，他们会说："怎么可能睡不着？你是工作太轻松了吧？像我每天从早忙到晚，一挨枕头就能睡着。"在抑郁的你听起来，这类说法似乎在暗示，失眠是你自找的。不必介怀，很多人无法理解失眠，正如他们无法理解抑郁。重要的是，如果你有过度自责的习惯，必须提醒自己不要受这类说法的影响。

● 你可以通过肌肉放松练习或催眠音乐（很容易在网上找到）放松身体的某些部分，不要苛求让整个身体（包括大脑）同时进入睡眠，也不要觉得睡眠像开关一样不是开就是关。如果你的大脑实在停不下来，也可以让身体的其他部位得到放松和休息，这样第二天早晨起床时，身体状态会比一个晚上都辗转反侧更好些。

● 如果你实在无法入睡，身体也躁动不安，不妨暂时做个夜猫子。既然你的大脑似乎一定要找到某些问题的答案才肯消停，那就起来寻找吧。

（3）寻找失眠的真正原因

当你能够打破失眠的恶性循环时，就可以不受失眠带来的负面情绪困扰，专注于解决最初让你失眠的负面情绪了。

怎样才能找到失眠的原因呢？其实失眠的原因不想跟你玩躲猫猫，它们自己也非常想被你找到，所以一有机会就闯进你的脑海里。但你似乎对它们不感兴趣，觉得它们都是些"毫不相干"的"胡思乱想"，于是不厌其烦地把它们从脑海中赶出去，对自己说："别胡思乱想了，快点睡觉吧！"

其实，失眠的原因，很多时候就藏在你睡不着觉时的胡思乱想中。睡前本来是一个意识渐渐安静下来，沉入空无，潜意识开始以梦境形式走上舞台的时刻。但意识太过兴奋不愿离场，潜意识觉得已经到了自己上场的时间，于是跑上舞台，穿梭在意识的喧哗中，试图引起你的注意——这就是所谓"胡思乱想"。

做了错事的人会在这时感到内疚；过去经历的创伤会在这时重新浮现；那些长期存在于你生活中、被你判为"多想也没用，不如不去想"的事情，这时跑出来重新呼唤你解决。当然，也有一些看似不那么重要的事情会挤到它们前面：白天被人恶语相向没有及时还嘴，此时在心里——排演；把自己带入电影里的角色，在幻想中反复回味喜欢的情节；月光从窗帘缝里透进来时，幻想着有一天可以溯光而上，离开这颗无比麻烦的星球；当然还有性，最大胆的性幻想会在这时上演，让你既兴奋又不好意思。

失眠时的内心世界很痛苦，但如果你不压抑任何想法，让它们自由涌现，也会是相当精彩的。这时上演的剧目，就像一部外国文艺片，乍看也许混乱晦涩，但如果沉下心来把它看完，也许会发现，它就是专为你制作的，导演已经竭尽全力把想表达的意思传递给你了。要充分解读其中的含义，尤其是那些看似不重要的情节，你也许需要一些心理分析的知识，或和朋友讨论一下。抱着这种解谜的心态，也能让你更接纳失眠这件事，而不会陷入失眠的恶性循环。

如果你实在觉得难受，以至于毫无解谜的心情，也可以先试试下面这些小方法。它们的作用不是解决失眠，只是减轻你睡不着时的种种不适，如果你做完之后真的睡着了，那就是意外收获。

- 做点瑜伽、拉伸或体操。
- 泡个温水澡。
- 做点手工，如折纸、刺绣。

如果你还希望这一晚多少得到点休息，则不建议：

- 刷手机。
- 看小说。

你大概看出了我的用意：失眠时，能量常常过度集中在头部，这时如果让大脑更兴奋，只会加剧难受的感觉，而如果从事一些身体的活动（也不能太兴奋），把聚集在头部的能量引导到身体中，会更容易放松下来。你可能会问：像前面说的那样放任自己胡思乱想，不也是让大脑更兴奋吗？

　　的确有可能，但这种兴奋是关乎你自己的，是在消化你本来就有的感受。你有可能从中领悟到一些东西，触碰到失眠的真正原因。但像刷手机、看小说一类的活动，是从外面引入更多信息，让你本已乱作一团的大脑，还要去做别人的跑马场。

第23节　抑郁的终极保险：生命的内在精神支撑

　　走出抑郁的内在工作，前面大致介绍完了。心理咨询工作的界限差不多就在这里，但还有一个界限之外的议题，我想在这一节里谈谈，提醒大家注意它的重要性。

　　看到"生命的内在精神支撑"这样的语句，你可能会觉得有点玄，有点虚，但这关系到一件很多人都关心的事：既然抑郁那么令人痛苦，走出抑郁的过程那么艰难，有没有什么东西，可以帮助我们建立对抑郁（或其他心理问题）的终生免疫呢？

　　我们无法终生免疫所有心理问题。人世间有多少种伤害和苦难，承受它们的人心就有可能存在多少种问题。就个体而言，我们遭遇的世界大多是像海螺的纹路一样螺旋式放大，有些东西不断在重复，也有新的东西不断涌入。最顺利的情况下，心理学也只能帮我们化解那些已有的、不断重复的东西，但无法决定什么样的新东西会涌入。

　　近几年的心理学文章常常引用这样一句话："幸运的人一生都在

被童年治愈，不幸的人一生都在治愈童年。"其实，拥有一个健康幸福的童年，也无法保证你能终生免疫各种心理问题，人类在历史中遇到过的挑战，远远不限于童年的艰难。正如本书前面提到过的例子：对于 20 世纪 30 年代那些被投入纳粹集中营的犹太人，要多健康的原生家庭才能帮助他们的心灵抵御如此可怕的伤害呢？

另外，我们也经常发现，的确有一些人可以在遭到残忍可怕的对待时，保持相对健康的人性，不仅免于抑郁，也免于其他精神问题的侵蚀。比如，著名的存在主义心理学家维克多·弗兰克尔，就是经历过纳粹集中营后，肉体和精神都幸存下来的人。这段经历在他的《活出生命的意义》一书中有详细描述。

类似的人在历史上并非少数。是什么让他们在精神上幸存下来呢？他们往往有一种关于生命的内在信念。这种信念，用语言表达出来，可能会近似某种宗教，有时让人觉得玄乎，有时甚至引人非议。但如果在感受层面做一总结，可能会发现这种内在信念常常包括这么几个部分：

- 我知道自己在这个世界 / 宇宙中的位置。
- 我能感受到更宏伟的精神存在，能感受到自己是它的一部分，能感受到它对这个世界的慷慨的慈悲和仁爱，也愿意把这种慈悲和仁爱传递给他人。
- 我明白我的人生使命 / 我为什么要到这个世界上来。
- 我有能力践行我的人生使命，并在这种践行中获得成就感和

满足感。

　　大部分心理咨询工作无法提供这些感受，其他的方式也很困难。金钱买不到这些，一些意识形态和宗教理论中倒是有大把答案，但从那里得到它们，可能得支付过于昂贵的代价。

　　当然，这些感受，是从别人那里获得还是自己找到，是在前人的理论中还是在自己的生活中寻找，都是你自己的选择。我只希望，在忙碌的生活中，请不要忘记它们的重要性，不必以寻找它们为业，但也不要错过它们。

第四章

走出抑郁（下）
——外部的工作

　　上一章讲了"内在的工作"，如果你在自我探索方面的体验尚不丰富，可能会觉得有些抽象和困难。在这一章中，我将介绍一个更轻松、更易操作的方向——"外部的工作"。如果内在的工作让你觉得不容易领会，需要慢慢消化，那么，也可以先开始外部的工作。

　　但仍然要强调的是，内在的工作是无法绕过的，外部的工作只是有益的补充。如果外部的工作帮你暂时改善了状态，那正是转向内在工作的好时机。而如果停留在这种暂时的效果里，抑郁恐怕很快会再次出现。

第24节　改善你的人际环境

外部工作中最重要的一环，就是改善自己的生存环境。许多抑郁者的创伤都来自人际关系，所以要先从人际环境入手。本书前面的内容，大多是站在抑郁者的内心世界进行描绘，这一章中，让我们暂时后退几步，看看人际互动中的他们。

（1）抑郁者和别人相处时是什么样的？

你能在社交活动中发现谁有抑郁倾向吗？

这对一般人而言并不容易。抑郁者在人际互动中可能表现出几种大相径庭的形态。

● A看起来闷闷不乐，甚至满脸愁容，不怎么和人说话，在那些哄堂大笑的时刻，他脸上总是挂着原来的表情，最多苦笑一下。

● B是全场的"搞笑明星""开心果"，活力四射，笑话不断，为活动增色不少，你完全能想象如果他不来，这个聚会会有多闷。

● C是活动的组织者，进进出出张罗各种事，很周到地照顾大家。有他在，你就什么也不用操心，所以大家都很喜欢他。

● D 好像融入了背景，没什么存在感，大家说什么他附和，大家笑他也笑。更多时候你会忘记有这个人，等到告别的时候才突然发现：哎，他怎么也在这里？

猜猜谁可能有抑郁倾向？

这里要说明，我们的猜测并不绝对——是否抑郁并不能简单地根据这些表现来做判断。我们要讨论的是，一个抑郁的人，会不会在社交场合表现出这些样子呢？

很多人恐怕会先猜 A。

那 B、C、D 会不会也有抑郁倾向呢？完全有可能。而如果这 4个人都有抑郁倾向，那么 A 恐怕是最轻的。你可以收集各个文化中搞笑明星和喜剧演员的个人资料，看看其中多少人有抑郁症——比例可能会让你有点惊讶，他们就是 B 这种类型。

再留意一下你所认识的或别人嘴里描述的 C，他们经常成为八卦的对象，因为他们有时会经历所谓"精神危机"：那么热情、有能力、乐于助人的人，突然有一天闭门谢客、不接电话、不社交，甚至突然辍学、辞职、生病、离婚、出家、失联……反差太大，令人感叹。过段时间，他们或许会"复出"，显得和从前一样，仿佛"恢复了正常"。你松了一口气，然而，在某个出其不意的时刻，他又陷入了"精神危机"。C 这一类人中，有一些是双相情感障碍。

你可能不太会关注到 D 这种人，除非他恰好离你很近。如果 D

是你的老同学，你可能只有在翻毕业照时才突然意识到：啊，还有这么一个人！然后你会有点好奇他现在怎么样了，去同学群里问了一声。谁也不知道他的消息，很多人甚至没有他的联系方式。大家会有点惊讶和好奇，不过话题很快就转走了，他也会再次沉睡在你的记忆里。所以你恐怕也不会想到，D 这类人里面，也有不少有抑郁倾向的。

那么，如果 B、C、D 这三种人的确都有抑郁倾向，他们有什么共同点吗？从本节要讨论的"人际关系"这个主题来看，共同点就是，可以说，他们都是戴着面具在和人相处。虽然 A 的情绪状态明显不好，但他是最真实的，如果这四个人都需要"走出抑郁"，那么 A 可能是最容易启程的。

面具背后的他们是什么样呢？社交活动结束，他们各自回家瘫倒在沙发里。如果这时你能偷偷看到他们，可能会惊讶地发现：

● B 的脸上有你所见过的最忧伤、最沮丧的表情，如果他还有力气，也许会自嘲："我可以让每一个人捧腹大笑，却一点也不能让自己开心起来。"

● C 也许精疲力竭，放空大脑，也许连续几天躺在床上不能动。如果有精力，也许会反复回味：这次有什么做得不到位的地方，哪些人似乎不太满意，下次可以怎样改进……

● D 则忐忑不安地想："但愿他们没有发现我其实对这个聚会不感兴趣，但愿我没有得罪任何人，但愿没有人注意到我，没有人觉得我奇怪……"或许也会有种劫后余生的庆幸：回来一个人待着真是太好了。

大部分有抑郁倾向的人，并不真正享受与人相处，哪怕是 C 这种类型，虽然他们有时会在意识层面误以为自己很喜欢也有能力做个社交达人，但他们的情绪和身体感受却仿佛在说：自己并不喜欢。

戴着面具与人相处，是一件非常辛苦的事，一切"面具"都需要不断花费身心能量去维持。或者说，当你在人前"不真实"时，即便还没有做任何具体的事情，都已经是在从事一种"情绪劳动"了。让我们回到抑郁的一个常见表现：没有力气、没有能量。力气和能量都到哪里去了呢？其中一部分，就是消耗在维持这种"社交面具"上。

那为什么抑郁的人会有这样的社交模式？为什么他们比一般人更难在人前做真实的自己呢？如果回顾很多抑郁者的成长经历，会发现一个常见的原因：早年生活中，身边的大人并不接纳真实的他们，有时甚至有意无意引导和鼓励他们去制造一个虚假的面具。

来看看获得奥斯卡金像奖最佳影片提名和威尼斯电影节金狮奖的著名影片《小丑》。男主人公有种心理问题，常常会毫无来由地爆发出一阵大笑。为什么呢？随着情节的展开，他从一些资料中了解到自己儿时的生活情况：他小时候受过母亲男友的严重虐待，但由于母亲内心非常脆弱，无法面对这一现实，只能接受一个面带笑容的孩子，所以儿时的他，即便在最痛苦的时候，也不忘保持笑容让母亲宽慰——就这样，制造出了一个和内心体验完全脱离的"笑脸面具"。

如果仔细留意身边的人和事，你也许还会发现：有些人戴着一个"服务者"或"照顾者"的面具。比如，C这类人，以女性居多，因为女孩常常被家人期待"乖巧""懂事""会照顾人"，尤其如果这个女孩是多子女家庭中的长女，就更容易被期待戴上一个类似"妈妈"的面具。

还有的人戴着一个"我不存在"的面具。比如D，他们可能在成长中遭遇过暴力对待（包括肢体、语言暴力或性暴力），身边的大人喜欢挑毛病，会拿他们当出气筒，或者过度惩罚，或者以伤害他们来取乐，而他们对此毫无还手之力，只能尽量降低自己的存在感，不要被大人注意到。

前面讨论的是抑郁者在社交活动中的一般性消耗，背后的假设是：你遇到的人，大多比较善意友好，也和你保持着一定距离——他们不会给你带来什么伤害。

接下来要讨论的是，在更亲密的人际关系中，如与同事、领导、家人、室友、朋友、恋爱对象等的互动中，有抑郁倾向的人其实很容易遭受有某些特质的人的伤害、欺凌或剥削。

（2）什么样的人容易给抑郁者带来伤害？

①自恋的人

自恋的人，尤其是所谓"自恋型人格障碍者"，在人际关系中的很多行为模式都和抑郁者恰好相反。他们的自我，如同一个不择手段向外膨胀的气球，而抑郁者的自我，像个稍微碰到点什么就往回收缩的气球。这两个气球如果放在同一个空间，结果往往是前一个气球把后一个气球挤压到角落里。

比如，自恋的人常常觉得自己很了不起，而抑郁的人总觉得自己很差劲；自恋的人觉得自己就该得到最好的，抑郁的人觉得自己不配；自恋的人把自己的感受放在第一位，抑郁的人把自己的感受放在最后一位。如果自恋的人和抑郁的人同演一台戏，自恋的人会觉得主角非自己莫属，抑郁的人会自动去跑龙套。两个自恋的人玩不到一起——他们谁也看不上谁；两个抑郁的人在一起常常也不大舒服，他们容易在"你先、你先"的相互谦让中耗尽精力。

可悲的是，自恋的人和抑郁的人常常会"一拍即合"，只不过这种"和谐"，是以抑郁的人的损耗为代价。

自恋的人非常容易给抑郁的人带来伤害。抑郁的人喜欢关心和照顾别人，他们自己很需要别人的关心和照顾，于是把这部分需要投射给了别人。所以，当他们照顾别人时，潜意识里常常是期待对方投桃报李的。

而自恋的人会觉得，既然自己这么出色，这么优秀，那别人关心照顾自己也是理所应当的。他们会对抑郁者的付出照单全收，等对方终于崩溃了，又觉得很奇怪："我到底怎么惹到你了，难道不是你自己愿意的吗？"所以，抑郁的人和自恋的人相处，前者常常会不断付出直至耗竭，后者会概纳不辞，甚至转而索求无度。最终抑郁的更加抑郁，自恋的更加自恋，对双方都没什么好处。

甚至很多"自恋型人格障碍者"，本身就是所谓"抑郁症制造机"，他们如果生孩子，孩子大概率会发展成抑郁症者；如果谈恋爱，也容易把本来只有轻微抑郁倾向的人"改造"成中、重度的抑郁症者。

你也许还记得前面第 14 节中提到过，一部分抑郁者本身就是携带自恋特质的，那他们是不是也会给其他抑郁的人造成伤害呢？是这样的，抑郁者身上的自恋特质，也会伤害到其他抑郁者。

②不尊重他人边界的人

抑郁的人保护自己边界的能力比一般人弱，不要说被别人剥夺时难以拒绝，有时只要别人一个暗示，自己就会拱手奉上。如果在一家工作任务界定不清晰的公司，抑郁的人往往就是那个把别人推给他的事都揽下来，加班最多，却还完不成任务经常被领导批评的人。他们有时也会在心里抱怨："做人怎么可以这么过分呢？"

有些人的确就是这么"过分"，对他们而言，保护人际边界本来就是个体自己的责任："你是自愿的啊，不愿意你就说啊，我又不会逼你。你既然没有拒绝，那就要做到啊。"这种人际关系上的进攻性和侵略性，也是人性的一部分。在一个提倡奋斗的社会，甚至是被鼓励的。

从人际实力上看，抑郁的人当然不是他们的对手。但惹不起躲得起，抑郁的人最好离他们远一点，这样可以减少自己的损耗。相反，抑郁的人适合接近那些会主动尊重他人人际边界的人。这一类人奉行的原则是：想做什么先问问你同不同意，经得你的同意才会做。这类人有能力适当考虑他人的利益和感受。

在公共场合，前一类人看到一个空座位会一屁股坐下去占了再说，后一类人则会先观察四周，甚至开口确认："这个座位没人吧？"如果你们生活在同一个屋檐下，前一类人热了会自己去开空调，闷了会自己去开窗，好像当你不存在。后一类人则会先问问你怕不怕冷，怕不怕风，想办法让你们俩都舒服，甚至会多让着你一点。

③喜欢评判别人的人

轻易评判别人，常常会给别人带来精神伤害，这一点，很多抑郁的人都深有体会。传统社会里活得比较主流的人，往往通过评判他人来获得安全感和优越感，而这正是很多年轻人逢年过节不喜欢回老家见亲戚的原因。

抑郁的人往往更不喜欢这种场合。一方面，他们自己的生活肯定不会一帆风顺，总有别人可以"置喙"的点；另一方面，他们对自己有道德要求，对这种评判行为相当"不齿"，却无法以牙还牙。

有时，这种针对别人弱点的密集的指指点点，会戳到抑郁的人心里最痛的地方——也许他也想谈一场恋爱，也想有一份好工作，也想攒钱买套房——可这是多么困难的目标啊，对他们来说，过一份自食其力、粗茶淡饭的生活，可能都难以做到。长期生活在别人的评判下，健康的人都有可能变得低自尊、压抑、寡言，更不要说本来就抑郁的人了。

那么，抑郁的人需要远离别的抑郁者吗？有人认为应当远离有负能量的人，而抑郁的人常常被认为是有负能量的人。那么，如果你已经抑郁了，是否需要远离你的同类，以免这种负能量被加强，让自己更抑郁呢？

据我观察，不是所有抑郁的人都喜欢跟"同类"相处。一方面，很多抑郁的人喜欢接近那些看起来大大咧咧、开心乐观的人，这样自己的情绪会被他们带动起来，注意力也会从自己的问题上暂时转开，能获得片刻的轻松。另一方面，抑郁的人常常很有同情心，如果和比自己更悲惨的人走得太近，容易陷入更深的悲伤和无力感中。但这是短期的结果。长期来看，大大咧咧、开心乐观的人，并不容易给抑郁者带来真正的滋养，而和同样抑郁的人相处，反而容易获得理解和接纳。的确，在人际关系中，抑郁的人最需要的，就是被理解和被接纳。

抑郁的人有时就是不想说话，别人讲的笑话他就是笑不出来，大家公认的美味佳肴他食之无味，看见街边一个乞丐又会忍不住哭起来……这一切，都和崇尚"开心""高兴""正能量""积极向上"的主流文化格格不入。而"非主流"者甚至因此被冷落，有可能加重孤独感，进而加重抑郁。如果能有一个理解自己的朋友，则会感觉轻松很多。

（3）抑郁者应该怎样改善自己的人际环境？

抑郁的人在人际关系方面往往感觉比较吃力：想融入一个群体，发现难以做到；想交朋友，发现关系难以持久；想谈恋爱，屡屡受挫；

很多人和父母的关系也不好。所以他们常会问一个问题："我怎样才能改善自己的人际关系呢？"有时在他们心里，这个问题几乎等同于："我怎样才能让大家都喜欢我，愿意和我相处呢？"如果你也是这样想的，不妨回到本节开头部分，看一下 B 和 C 这两类抑郁者。

别人喜欢他们吗？愿意和他们相处吗？当然！但他们并不会因此而快乐。当一个人成年以后，周围人对他的认可、肯定、喜爱，并不一定会让他自己感到快乐或者有价值。所以，我建议你重新提这个问题，如把它变成："作为抑郁的人，我怎样可以改善自己的人际环境呢？"和前面那个问题不同，这个问题的重点不是"你对他人而言怎样"，而是"他人对你而言怎样"。

比人际关系好不好更重要的，是人际关系中的你和你的感受好不好——身处某种人际环境中，你会感觉到紧张而有压力，还是放松而舒适？

我们生活在人际环境中，就像鱼生活在水中。如果周遭的水不适合你，让你感觉不适，可以做点什么来改善它呢？

你首先需要有一种自觉：在抑郁阶段，你不可能成为一个八面玲珑、左右逢源的社交达人，如果勉强自己，表面上看起来似乎成了这样的人，反而会加重你的抑郁——就像 B 或者 C 那样。抑郁的人最适合的人际环境，其实是尽量避免人多、纯社交性质的场合，只留三五个知心好友，想见时单独见一见，进行一次走心的谈话。

要达到这种状态，你可能需要来一场人际关系的"断舍离"：减少参加那些让你消耗心理能量的社交场合，并尽量远离前面提到的那些容易给你带来伤害的人。不过，这对很多抑郁的人而言并不容易，甚至"远离某些人"的建议，本身就会让抑郁的人感到恐慌：

- "我不能随便得罪人啊。"
- "我不能让 ×× 不高兴啊。"
- "我怎么可以和别人不一样呢？"

抑郁的人要进行人际关系"断舍离"，恐怕要先克服这么几个心理障碍：

①讨好倾向

很多抑郁的人有讨好倾向，仿佛自己应该为别人的情绪负责，看到别人不开心了，或者不喜欢自己了，就要做点什么去缓和气氛。

这种倾向会给他们带来很大的人际压力。很多抑郁的人缺少关爱，尤其是第 11 节提到的长期被忽视的一类抑郁者。为了得到关爱，他们常常会下意识通过讨好进行一种"情感贿赂"，希望对方也用关爱回报自己。但现实是，很多人对这种讨好，要么大大咧咧照单全收，要么感觉不舒服，要么只给一点点回报以吸引对方继续讨好。总体来看，讨好往往是付出大大多于回报，得不偿失的。

②冲突回避倾向

人和人相处的氛围原本是大家共同创造的，责任也需要大家共同承担。但很多抑郁的人在童年时期，要么遭受过肢体或情绪暴力，要么经常目睹他人（如父母）的争吵和打斗。这些创伤会让他们对空气中的情绪张力比较敏感，稍微有点剑拔弩张的气氛，他们就会非常惊恐，潜意识里害怕童年创伤再次发生。

怎样才能不让童年创伤再次发生呢？潜意识常会发起两种做法：第一种是上前缓和氛围，化解冲突。比如，有时大家在一起，稍有一些小争执，就会有个人站出来劝大家不要争了，或者转移大家的注意力。

第二种常见的做法是逃跑。在刚才说的场景中，这种人会突然找到一个借口，告辞离去。这样做的人，常常就是这群人中，回避冲突倾向最严重的。在人际关系中，有回避冲突倾向的人，经常会无法拒绝别人，进行"断舍离"当然也就不容易。他们害怕"把气氛搞僵"，害怕别人生气、发火甚至暴力相向。

③害怕自己不合群

一些抑郁的人认为，"不合群"是抑郁的症状之一，是一个需要解决的问题。但事实上，正是这种想法，让他们逼迫自己去和不喜欢的人相处，进行零回报的情绪劳动，使得抑郁更加严重。

所谓"物以类聚，人以群分"，合不合群，本质是一个类型的问题。待在一群和你不一样的人中，合群是不可能的，除非你假装和他们一样。很多抑郁的人会发现自己不能融入"普通人"，但如果建立一个专门由抑郁的人组成的团体，大家会发现自己很容易彼此融入。也就是说，你不是不合群，而是没找到适合你的群体。一个人显得"不合群"，往往是因为眼前这个群体并不适合自己，或者自己还没有准备好去"合群"。

④在行动层面，人际关系"断舍离"最大的困难，其实在于"强迫性重复"

比如，小时候遭遇家暴的女孩更有可能找一个有家暴倾向的伴侣，而小时候被母亲过度掌控的男孩更有可能找一个控制欲强的伴侣。

抑郁的人也一样。他们小时候周围更多是那些自恋、不尊重他人边界、喜欢随意评判他人的人。继续和这样的人相处，虽然会被伤害，但相处方式是熟悉的：讨好、顺从、牺牲、过度妥协、回避冲突——这些方式他们从小就学会了，闭着眼睛都能做到。而如果遇到那些成熟稳重、有同情心、边界清晰的人，或者被人温柔以待，反而会不知道该如何自处，手足无措，甚至产生害怕的感觉而逃走。从情感层面看，他们也许只是避开了陌生、让自己感到恐惧的事物，但事实上，避开的却是一种可能通往健康人际关系的互动。

要在这一点上有所觉察，带着害怕去尝试新的生活方式，才能真正把人际关系调整到滋养自己的状态。为自己腾出空间后，就可以引入新的、滋养性的人际关系了。比如，和下面这些人交往：

①生活阅历丰富，性格成熟稳重的人

他们经历过人生的起起落落，懂得低谷时的悲伤无力和高峰时的扬扬得意一样，都会过去。他们对别人的情绪有更多的承载力，不会介意，甚至不会去思考什么"避开负能量"的问题。

②有同情心的人

抑郁的人需要被这个世界温柔以待。可谁有能力温柔对待你呢？当然是那些能对别人感同身受的人。

③边界清晰的人

是他的，一分不让；不是他的，一分不拿——这种人在刚开始接触时，可能会让人觉得有些精于算计，但时间长了，你会发现和他们相处是比较轻松的。他们的边界和原则非常清晰透明，也会比较注意关系中的互惠和平衡。你也许得不到什么额外的好处，但至少不会受到伤害，而且他们的行为常常很容易预期，不用费尽心思去猜。

对于那些无法回避的有害人际关系，又该怎么办呢？

生活中的一些人际关系，就算你清楚地知道是有负面影响的，也很难在短期内"斩断"。比如，和以下这些人的关系：

- 父母。

- 一份稳定工作中的直属上级。

- 婚姻伴侣，由于需要共同抚养孩子或其他原因，暂时无法离婚。

- 学校里的室友，你早已不想和他同处一室，但更换寝室的申请并没有被批准。

- ……

出于各种原因，不论是社会习俗的限制，还是具体的生活不便，抑或利益权衡的结果，你得出结论：暂时无法结束和他的关系。

这类情况怎么办呢？

其实，人际关系"断舍离"作为解决问题的方式，成本是比较低的，不论你有多少忐忑、恐惧、自责、犹豫，只要能咬牙斩断这段关系，经历一次"短痛"，它就不会再危害到你。但它也是一种"收益"较低的方式。你能从斩断一段有害的人际关系中获得多少呢？首先，是一段时间的安宁和不被打扰——这当然很重要，它为你提供了一个安全的"空间"，可以得到庇护，舔舐伤口，获得放松和恢复。其次，你会获得一些判断力和成功经验：什么样的人对自己是有害的，解决方法是什么——绕着走（惹不起，躲得起）。最后，在理想的情况下，你的判断力精准无误，并且每次都能成功绕开这类人，这样就可以持续获得安全的人际关系了。然而代价是，你需要一直保持警惕，开着你的雷达，接收到危险信号时立即躲闪。

在人际关系的丛林世界里，你也许能成为那只嗅觉最灵敏、跑得最快的小兔子——但仍然是一只多多少少活在恐惧中的小兔子。这就是为什么，"远离某种人"的建议，常常只是一种暂时缓和问题的方式，并不解决问题的根本。

问题的根本，很多时候，是在那些无法回避的有害人际关系中解决的。在这里，佛系的"断舍离"没用了，你要背水一战。也许你会害怕、忍辱负重、犹豫、不甘、试探、退缩、无助哭泣……但如果你能幸存下来，并改变这种关系，也许就能体会到"置之死地而后生"。

大众心理学文章中有句老生常谈："你永远无法改变别人，你只能改变你自己。"这句话最能让那些把注意力和控制点过多放在别人身上的人受益。他们平日里经常思考的是：他为什么要这样做？我怎样才能让他照我想要的去做？而这句话能让他们意识到：把注意力和控制点过多放在他人身上，可能会事倍功半。要改变别人哪怕一点点都不容易，何况是把别人塑造成你想要的样子呢？

但对有抑郁倾向的人，这句话带来的影响，可以说是好坏参半的。他们已经把注意力和控制点过多放在了自己身上。和人相处时，他们总是习惯性地调整自己，适应别人，让别人感觉良好，却辛苦了自己，有时甚至做了过多调整，自以为适应了别人，但别人根本没感觉到。可以看看下面几个例子：

- A说话顺着别人，总说别人感兴趣的话题，认真倾听、积极共情、正面回应，有不同意见都藏在心里。每次聊完后，对方觉得A真不错，以后还来找他；A却觉得好辛苦，以后再也不想和对方聊天了。

- B喜欢察言观色，别人生气了，想办法安抚；别人因失败而情绪低落，B就把自己的东西分给他；别人面露不悦，B马上去想他还有什么不满意；别人清一清嗓子，B立刻开始思考对方是在暗示什么；别人不看自己，B就担心自己做错什么让别人讨厌了；别人看自己，B又想是不是自己哪里不得体，让别人觉得奇怪了……

- C的室友晚上熬夜打游戏影响C睡觉，C自己买了副耳塞来戴；等到C晚上熬夜看书，室友说C影响他睡觉了，C就默默合上书关灯躺下……

当抑郁的人听到"你永远无法改变别人，你只能改变自己"时，可能会误以为问题出在对自己的改变还不够。

- 听到这句话的 A 也许会开始思考："好好地聊个天，对方也很高兴，为什么我老觉得这么辛苦，这么厌烦呢？我应该怎样调整自己的这种心态，化解这些负面情绪呢？如果聊完之后我没有这些负面感受，和对方一样高兴，不就皆大欢喜了吗？"

- B 也许会想："看来还是我的问题，我的情商不够高，对别人释放的这些信号还不够敏感。如果我能非常敏锐、精准地捕捉到这些信号，并做出相应的调整，就不会有那么多烦恼了。"

- 至于 C，听了这句话的他，如果进行心理咨询，可能会问咨询师："我怎样才能不对噪声那么敏感呢？怎样才能调整自己的作息，早点起床看书呢？"

我在职业生涯中遇到过很多这样的 A、B 和 C，他们来做心理咨询，希望调整自己的负面情绪，希望提高自己的情商，希望自己不要对环境的不舒适那么敏感……

然而，如果有机会把问题的背景和全貌呈现出来，也许你会发现，他们真正的问题在于，把"关系的问题"变成了"自身能力的问题"，认为只要自己做得足够好，关系中所有的问题都会迎刃而解。

"别人是无法改变的，关系也是无法改变的，我只能改变我自己"
是一种相当内敛的思维方式，但我们所处的世界常常没有那么内敛。
举个例子：

动画片《哆啦Ａ梦》里的小男孩大雄总是被胖虎欺负，他可以
做点什么不要被胖虎欺负呢？ Ａ、Ｂ、Ｃ三人可能会有大致相似的
思路：

● 不要激惹胖虎，说话顺着他，多赔笑脸。

● 适当巴结胖虎，看他想买冰棍了，主动请他吃一根，花钱
消灾。

● 惹不起躲得起，去公园玩时，先猫在树丛后面，看看胖虎在
不在，如果在，就去另一个公园玩。

有时候，"大雄的父母"也会给他这样的建议。背后的假设是：
胖虎强壮的体魄和爱欺负人的性格，是无法改变的；胖虎和大雄之
间欺负与被欺负的关系，也是无法改变的。也有一些"大雄的父母"
让大雄去健身、学散打，鼓励大雄要保护自己。某一天，胖虎又来
欺负大雄，大雄就冲上去和他对打了。胖虎毕竟是胖虎，大雄吃亏
比较多，但大雄的勇猛还是让胖虎挨了几下拳头。从此以后，胖虎
轻易不敢再欺负大雄了。

请问在这个故事中，哪些事情发生了改变？大雄改变了，他变
得比以前更强。大雄和胖虎的关系改变了，关系中"恃强凌弱"

的那部分消失了。很可能胖虎也发生了一些改变，他会发现自己并不是想欺负谁就可以欺负谁的。

这里当然不是宣扬以暴制暴，而是要强调，抑郁者在人际关系中，常常缺乏解决问题的"强硬手段"，这种"强硬手段"甚至根本不在他们的想象中。当他们一直使用"弱者的手段"来解决问题时，就继续待在了"弱者的位置"，甚至强化了"弱者的角色"，而这当然有可能加重他们的抑郁。

回到刚才的话题——"无法回避的有害人际关系"。对大雄而言，和胖虎的关系就是那个无法回避的有害人际关系。转学或者搬家，都是成本过大的改变，而且无法保证别的地方不再有胖虎这样的孩子。在这类关系里，抑郁者需要做的，就不仅是改变自己，还要抓住机会勇敢出击，去改变这段关系的性质。这一策略需要很高的投入，花费很长的时间，但也有更高的回报。当大雄能跟胖虎打架时，他不再害怕胖虎这样的孩子，他将获得"免于恐惧的自由"，不再畏畏缩缩、躲躲闪闪，而是放松、自由地在公园里玩耍。可以想象，这样一个大雄是不太会抑郁的。

关于人际关系的这一节，正式的内容就到这里了。接下来给大家出一道附加题：一个抑郁的人，有没有可能在不对人际环境做任何改变和工作的情况下，走出抑郁呢？

也许很多抑郁者希望听到的回答是：有可能。因为改变人际关系，对他们来说，是一件想想都觉得辛苦、可怕、无法完成的任务。

这样的可能性也许有，但我还没见过。恰恰相反，正如本书第二章中讨论的，抑郁症，很多时候是"关系之伤"，虽然不能说不调整人际关系就一定无法改善抑郁症，但我所见到的几乎所有抑郁的人，其抑郁的康复都"伴随"着关系的改变和调整。内心状态得到一定改善后，他们更有能力去改善人际环境，而人际环境改善后，内心状态也变得更好，这让他们更有能力进一步改善人际环境——由此进入一个良性循环，最终走出抑郁。

第 25 节　改善你的居住环境

除了人际环境，居住环境的改善也有利于抑郁的康复。

抑郁和灰尘常常有心理上的联系。不少抑郁的人都梦见过灰扑扑的旧房子，还有些人会在抑郁看似已经好了，但根源还在的时候梦见这种场景。现实生活中，很多抑郁者的住处都疏于打扫，有的落满尘埃，有的堆满各种东西无从下脚。

这当然有一方面和抑郁者的状态有关：他们缺少心力和体力去打扫。但另一方面，他们似乎也比一般人更能接受这种脏乱，这和他们潜意识的状态，也就是梦境里体现出来的氛围是一致的。

脏乱的房间又会反过来加重抑郁。看到堆满锅碗的水槽、灰尘和纤维团随风飞舞的地板、油腻发黑的枕套、没有扔的垃圾、冰箱里过期发霉的食物——这些看似不起眼的东西，很容易浇灭内心对生活的热情和希望，在有自责和自卑倾向的抑郁者看来，也像是在提醒自己："瞧我是个多么失败的人，连这点事情都做不好。"所以，如果你愿意花一小时时间改善自己的心情，那就打扫房间吧。如果觉得累，可以叫家人来帮忙或请人来打扫。但如果能力允许，最好是自己做，既能让身体得到锻炼，也能体验自我效能感，增强力量和信心。

除了打扫，整理也很重要。对抑郁的人来说，"整理房间"可能有一种心理上的难度：他们不喜欢去看那些没有拆开的信件、没有付的水电账单、半脏不脏不知道该不该洗的衣服、做了一半就放弃的手工、买来很久一页都没翻开过的书……整理它们，意味着要思考、做决定、回应他人、承担起基本的生活责任、面对自己的半途而废、意识到自己并没有能力完成之前设定的目标。对普通人来说也许只是整理个房间，对抑郁的人来说，却是要穿越这整片痛苦的荆棘。如果是这样，可以慢慢来，在力所能及的范围内，每天或每周做一点。你不止是在整理房间，也是在解决一个又一个问题。不论多慢，总能让你找回小小的成就感和掌控感。

另外，那些不用的东西，最好处理掉，或者打包放到别的地方去，实在不行，也尽量收到柜子和抽屉里。居住环境里任何一件暴露在外的东西，都需要你花费一定的心力去"照料"。也许你不觉得自己"照料"了它，如把一双过季的鞋子放在门口好几个星期，可能你并不觉得自己为它做了什么。但每次进家门，你都不得不绕开这双鞋，它其实占据了一个心理空间，剥夺了你的一小片轻松和自在。

如果桌上还摊开放着很久不用的文具，衣柜里还有很多几年没穿过的衣服，墙上还有你已经不喜欢只是懒得取下来的装饰……不妨试试看，如果把它们都清理掉，心情会不会好一点。

第 26 节　清理过去：给未完结的事情一个交代

上一节讲整理房间时，提到过那些需要付的水电账单，让我们来放大看看这些不起眼的小东西。

水电账单到底什么时候付比较好？是收到了尽快去付，还是等到截止日期前一两天再付？喜欢强调现金流的人会建议说：当然是最后一两天再去付，这样手里的现金流最大。著名的理财入门书《富爸爸，穷爸爸》中也建议：账单最后付，钱要先用来满足自己的需求。

我觉得这样的建议更适合心理比较健康的人。如果你被抑郁或其他情绪问题困扰，我会建议你在收到账单时就尽快付掉，因为这样能够帮你尽早解决掉生活中的一个"未完成事件"。虽然付水电账单这样的事情很小，但如果能养成有意识地解决"未完成事件"的习惯，会有助于减轻内心的压力。

让我们来看看一件事从"开端"到"完成"整个过程会对人的内心状态带来什么影响。

一天，你浏览网页时看到一条广告，广告中是一个皮包，颜色、款式、大小、品牌……一切都让你很满意，但稍微有点贵，以至于你还不能立刻下单付费。于是你动了一个念头："总有一天我要买下它。"你开始计算自己每个月能攒下多少钱。"啊，三个月后我要买下它！"

和另一个平行世界里没有看到这条广告的那个你相比，这三个月的你有什么不一样呢？你会不时惦记它，不时幻想背上它去参加社交活动应该搭配哪件衣服。与此同时，工作不那么专注了，上课也不那么认真了。可以说，当一件事悬而未决让你等待时，你会为它缓缓地流失一部分心理能量。

你也能感觉到这种能量流失很多时候并不舒服，所以像信用卡、花呗这类先消费后还款的方式在年轻人中大受欢迎。但提前消费并没有解决能量流失的问题，只是转移了痛点：现在你不用惦记那个包了，但你需要不时惦记一下，未来的日子里还有账单要还。

也许你不喜欢这个例子，觉得我像个狡猾的长辈，拐弯抹角就想让你少花钱、多学习。那么，来看另一个例子。

和几个朋友一起玩时，其中一个人取笑你胖，你当时尴尬极了，一句话也说不出。这件事让你耿耿于怀了好几天。你并不讨厌这个人，也知道他很可能只是开玩笑，并没有恶意，但你就是咽不下这口气，心里很不痛快。之后的故事有两个版本：

A. 你终于忍不住，单独找他说："你以后还是不要说我胖，我听了很不舒服。"他回答："好的，我上次只是开玩笑，你不要放在心上。"（你们真是让人羡慕的好朋友！）

B. 他好像完全不知道你的介怀，有一天跑来跟你借一本书。你明明有，但就是不想借给他，说："太不巧了，我前天刚借给另一个人了！"看着他失望而回，你心里挺舒服的。

不论 A、B 哪种情况，事情到这里都"完结"了，你满意了，觉得平衡了，从此可以很自然地忘掉这件事了。而内心耿耿于怀的这些天里，你有什么不一样呢？你不时会想到这件事，一想到就生气——心理能量在缓缓流失。

你可以在空中画一个圆来加深理解：事件的"开端"，圆开始了。在行进的整个过程中，这个字母 C 一直在向外流失能量。"完成"使它变成了字母 O，圆闭合了，能量不再流失。

现在来想象一下，水电账单在茶几上放了两个星期，如果你正好是一个容易紧张、害怕做错事、对自己要求严格的抑郁者，也许每次瞟到时都会产生各种想法：

- "别忘了啊，月底之前要交的。"
- "放在这里会不会还是容易忘记呢？毕竟我不是每天都能瞟到，如果偏巧在要交的那两天没留意到怎么办？"
- "那我在手机上设一个提醒吧，月底记得交。"

- "如果还是忘了，要去哪里补交呢？先查好信息留着备用吧。"
- "是不是提前几天交会好一点呢？不用想那么多。但我看别人都是最后一两天交的，提前交会不会显得很奇怪？"

你大概已经发现了，自己的心理能量在大量流失。

有这些想法本身并不是什么坏事，如果能和你的咨询师谈谈，还是很好的认识自己的素材。但如果你深受情绪困扰，睡眠不好，容易疲惫，工作效率降低，人际关系也出问题——那最好还是第一时间把账单付掉。

类似的建议还包括以下几点：

（1）回想一下你都答应过别人什么，小到晚上睡前要给恋爱对象发晚安短信，大到答应领导自己担起整个项目。把这些承诺都列出来，仔细评估一下，挑出那些做不到的，以及那些虽然能做到但会给你带来很大压力和负担、得不偿失的，然后尽快告诉对方你做不到，把这些事情了结。

这个过程也许会挑战到你内在"自恋"的部分，让你不得不承认你没有自己想象的那么厉害——也许还要在别人面前承认这一点。这是值得的，别人也许会失望、生气，轻视你，但对你的期待也会降低，而这对抑郁的康复是很有好处的。（"我就是一摊扶不上墙的烂泥，让我们接受现实，放松点吧。"）

（2）回想一下从小到大所有伤害过你的人，他们都做了哪些伤害你的事？你惩罚他们了吗？讨回公道了吗？有哪些圆是一直没有闭合的，不时让你感觉委屈和愤恨？做点什么能让它们闭合吗？你可以先头脑风暴写满整张纸，然后再评估哪些是可行的。想办法去了结你和他人的恩怨。

（3）感受一下，你心里还有哪些愿望没有满足？小到去街角吃一碗凉粉，大到买一套房子。尽快找机会去满足那些简单的小愿望，大的愿望如果很难实现，可以考虑放弃。

（4）有什么话是你一直想对某个人说却一直没说出口的？考虑一下能否说出来，写信也可以。

你还可以根据自己的情况找出很多"未完成事件"。试试看能不能了结它们？每完成一件，可以感受一下内心，有没有完成一个闭环？有没有感觉留住了一些能量？

如果你对这一方法持怀疑态度，不妨先从街角的那碗凉粉开始。

第27节　其他一些可以改善心情的小事

以下是在我的所见所闻中，一些抑郁者分享的，可以在短时间内让自己感觉好一点的小事。有些需要花费更多精力的事也可以改善心理状态，但我选择了那些非常容易完成的事，因为对情况严重的抑郁者而言，他们可以调动的体力和心力都非常有限。

请注意，这些小事并不能真正让抑郁者康复，只能让你暂时感觉好一点。但这也是有意义的，在片刻的轻松中，你能获得喘息，能恢复一点对生活的信心，有时能拥有更多"认知空间"，去学习和思考更多走出抑郁的方式。

（1）给自己找一个更舒服的姿势

当你不舒服的时候，与其站在阳台上吹冷风，不如脱掉外衣钻进被窝里；与其在办公室里正襟危坐，不如请假回家躺在沙发上。

如果有什么是我认为需要频繁去做的，除了第17节和第18节里讲到的深呼吸，就是这一点了：可以随时自问一下，能不能为当下的自己找一个更舒服的姿势。

（2）泡个热水澡

我在第 18 节中提到过怎样用泡澡来缓解抑郁相关的寒冷、僵硬、滞重等身体感受。如果你觉得那种方法有点复杂或抽象，可以先不用搞那么清楚，泡一个单纯、随意的热水澡就好。

慢跑、健身、瑜伽等也能带来类似效果，但抑郁严重的人很难做到。对他们来说，光想到要换衣服出门，要去健身房，或者打开瑜伽垫摆姿势，都已经是不可能完成的任务，所以我也很少提供这类建议。泡澡就可以很简单：你只需要放水，脱掉衣服坐进去。如果你家里没有浴缸，又不想出门去公共澡堂，也可以用桶泡一泡脚。

（3）做一次按摩

按摩对一部分抑郁的人有好处，但并不适合所有抑郁的人。如果你是那种习惯顺从别人、很难提出自己要求的抑郁者，按摩对你来说就可能是一场折磨。

有利于身心恢复的按摩并不是一种单纯的被动接受，而是需要你和按摩师的交流和磨合。在经验非常丰富的按摩师那里，即便你一句话不说，他也能根据你的呼吸、身体阻力的大小，感知到什么样的方式和力度对你而言刚刚好。但大部分按摩师没有这样的能力，他们需要你直接把自己的需求表达出来：这样太重了，那样太轻了，上面一点，再往左一点……并不是说他们不够专业，这其实是真实人际关系的一个缩影：那些愿意对你好的人，大部分不知道怎样对你好，他们需要你告诉他们、"教会"他们怎样对你好。

所以，如果你已经能顺畅表达自己的需求了，按摩也是一个不错的选择。

（4）晒一会儿太阳

一些抑郁的人可能根本不愿意出门，这时，如果有一束晒进房间的阳光就不错。你可以背朝太阳坐着，让阳光的能量进入后背，不会晒伤自己或让眼睛不舒服。

进入后背的阳光，也可以部分化解身体里的寒冷和僵硬感，而阳光带来的明亮色彩，会让抑郁的人感觉好一些——正如夜幕降临、冬天和阴雨天气会让他们感觉更抑郁一样。

（5）在草地上光着脚走一会儿，平躺一会儿，或抱着一棵大树待一会儿

与大自然的亲密接触和联结，能暂时缓解抑郁状态。爬山对中、轻度的抑郁者是不错的选择，但对重度抑郁者来说，还是太辛苦了。住在市区的人如果想亲近自然，得先花一两个小时在路上。买票、等车、和人接触……这些麻烦事恐怕已经先加重了抑郁。所以，如果能在家附近找到一个小公园，可以尝试上面这些方法。

我最早听说"抱树"的建议时，也觉得有点奇怪。然而的确有抑郁者"亲测有效"。不过如果你很讨厌虫子，讨厌树皮上某种粗糙的质感，就不必勉强，还有很多别的方法。

（6）找个朋友，或一个安全的人抱你一会儿

第20节中提到过，拥抱和身体接触是很多抑郁者童年时期没有被充分满足的需求。一些人冲动地发生性关系，有时不是为了性本身，而是为了满足这类身体接触的需要。他们对性兴趣索然，却更

享受被拥抱、被环绕、挨着一个人睡觉……这些让他们享受的时刻，你都很容易在孩子身上或动物世界的亲子关系里观察到。这很可能就是一种未被满足的、身体层面的亲子需求，是那些儿时没有得到足够的安全依恋和身体接触的人，成年以后仍然在寻找的东西。

在抑郁症高发的日本，就出现了一种服务：你可以雇一个人躺在身边陪你睡觉，甚至可以躺在他的膝盖上睡觉。如果你也有这样的需求，不妨找一个可靠的人，让他抱抱你。

（7）给自己做一顿饭

如果有足够的心力和体力，也可以试试这件事。一些抑郁的人日常起居需要依赖家人照料，时间长了会产生一种无用感："我连自己都养不活。"而给自己做饭，是在最基本的意义上养育自己的方式。虽然过程比较麻烦，也有可能做出"黑暗料理"，但如果成功，能让你体会到一种自给自足的感觉，对生活燃起一些希望。

（8）实现那些"突如其来"的小愿望

千万不要听信成功学里关于"延迟满足"的建议。一些抑郁者的童年，就经历过"延迟满足"的创伤。他们想要什么，父母会提出交换条件："你想要一把吉他吗？考上年级第一就给你买。"经过长时间的努力，他们也许终于考上了年级第一，但这时对吉他可能已经没有兴趣了。

有些父母对这一现象十分不解：毛驴终于追上了胡萝卜，怎么还不下嘴了？其实，当初想要一把吉他，是为了实现一种灵光乍现的情致——也许只是听到一首喜欢的歌，觉得要是自己可以弹出来就好了。可走向年级第一的这条路过于艰辛，一路行来情致早已被破坏殆尽，留下的只有郁闷和荒凉。

所以当你有一定经济能力时，不妨在这一点上多善待自己。首先，可以根据你的经济状态给自己定一个上限，如 50 元。所有花费 50 元以下的物品和体验，想要就第一时间去满足，即便有时这个愿望有一点点"不健康"。

有些抑郁的人生活在一种悖论中：他们一面觉得活着如此痛苦不如现在就死了算了，一面却想着奶茶再香也不能连喝两杯，会对身体不好。其实，如果你真的觉得抑郁就像好不了的绝症，倒不妨真的用一些绝症患者的态度来生活：想吃啥就吃啥吧。如果你能安于这种生活态度，抑郁反而会慢慢好起来。

如果周围人知道你抑郁了，他们可能也会给你很多建议。其中一些建议无论有没有用，试试也没什么坏处。但有一些方式需要警惕，无论它们有多少好处，带来的坏处都可能影响深远。

（1）容易让人成瘾的缓解情绪的方式

把时钟拨回 30 年前，一个寻常的角落里，如果有个人看起来郁郁寡欢，周围人可能会给他如下建议："来抽根烟吧！""走，我带你去喝一杯！"

后来，我们也可能在一些不那么寻常的角落里听到如下建议："怎么愁眉苦脸的？我带你去开心开心！""走走走，三缺一！"……这些东西都有可能让你在短时间内开心起来，但如果你认为"开心起来就能走出抑郁"，恐怕是对抑郁最大的误解。

抑郁虽然可怕，但在心理咨询工作中，解决成瘾问题是比解决抑郁问题困难好几倍的目标。所以我想大声提醒：千万不要用一个更大的问题来解决现有的问题。

（2）"多接触人"

大部分抑郁者听到过这样的建议："你就是太内向、太封闭了。不要老是待在自己的舒适区里。只要多出去，多接触人，慢慢就好了。"这背后似乎有这样一种假设：什么东西让你难受，让你恐惧，让你痛苦，你就全身投入其中，习惯了、适应了就好。这种想法有时的确有效，但在所有解决问题的思路中，它恐怕是最懒惰、最粗暴的一个，可能不仅解决不了问题，还带来严重的伤害。

为什么"多接触人"可能给抑郁者带来伤害呢？让我们把第二章里讲到的抑郁最主要的几个成因，和前面第 24 节中对人际关系的讨论放在一起总结一下：

- 抑郁的成因常常形成于早年的人际关系中。
- 成年以后，伤害性的人际关系也会加重抑郁。
- 抑郁者很少有能力抵御人际关系中隐性的霸凌、暴力和剥削。
- 即便在大体善意的人际关系中，抑郁者也可能为了维持自己的"社交面具"而过度消耗。

把这些现象放在一起，就不难发现，抑郁者普遍存在的"人际退缩"其实是有意义的，它在一定程度上可以保护抑郁者免受更多伤害。

即便在一种非常理想的条件下，现在周围的人已经没有谁会伤害他了，大家都愿意帮助他，但他仍然有可能"一朝被蛇咬，十年怕井绳"。

这是一个需要耐心，慢慢恢复的过程，不是趁其不备把一堆井绳扔到他身上，任他尖叫崩溃一阵就能好的。

你可能还会听到一些匪夷所思的建议，心态好的情况下，大概不会当真，但如果处在混乱绝望的状态里，有些人真的会付诸实践，这里还是有必要稍作提醒。

- "你抑郁就是因为单身，结婚生了孩子就好了。"

就算这种方法有效，代价也过于巨大，就像是为了治疗伤口感染而截肢，在一个有抗生素的时代实在没必要。

- "你需要性生活。"

性生活只能治疗性饥渴，对其他所有问题都起不到根本效果。

- "你需要多挣钱，有钱就不会抑郁了。"

钱能直接治疗的抑郁，只有第 10 节中介绍的因持续被剥夺而导致的抑郁。

另外一些建议，在读到这本书之前，你也许容易被迷惑，但如果能认真读到这里，相信你已经知道是不可行的。让我们再来回顾一下：

- "不要关注你的情绪。想办法转移注意力。"
- "什么也不要想。"
- "就当自己没有抑郁，该干什么干什么。"
- "要远离各种负能量，多吸收正能量。"
- "努力工作，认真生活，不要钻牛角尖。"
- "去和你的长辈、领导谈谈心。"
- "做人不要太计较，退一步海阔天空。"
- "凡事睁只眼、闭只眼就好，难得糊涂。"
- "想想你的父母，他们对你这样好你还抑郁，你对得起他们吗？"

第28节　怎样帮助身边抑郁的人？

我不时会收到读者的来信，问我："我的朋友（或家人）得了抑郁症，我可以做点什么来帮助他呢？"

首先要提醒的是，有很多人自以为是在帮助身边得抑郁症的人，但其实常常是在帮倒忙。所以，有必要先把常见的雷区给大家标出来。

（1）不要说"你应该"三个字

这三个字，常常是抑郁的人一个很重要的心理压力源。他们不需要别人来说这三个字，因为他们心里已经对自己说过无数遍了："你应该起床了。""你应该好好工作。""你应该学会察言观色。""你应该振作起来，不要被困难打倒。"正是因为这些"你应该"没有用，他们才变得如此抑郁。

所以，你不必再对他们说这三个字。如果你认为运动可以缓解抑郁情绪，就不要说："你应该出去跑步。"你可以说："我要出去跑步了，你要不要一起来？"

（2）不要逼他做任何他不愿意做的事

对抑郁的人来说，逼迫会造成很大的伤害和消耗。他们往往已经在心里逼自己太久了，你再逼他，就可能成为压倒骆驼的最后一根稻草。如果你邀请他一起去跑步，而他拒绝了，那你就不要拉着他说："跟我一起去嘛，心理专家说跑跑步心情就好了。"极端情况下，他也许会跟你一起去跑步，回到家半夜就自杀了。

（3）不要过度询问他的隐私，不要要求他打开心结

抑郁的人如果能说出自己的痛苦，就会有部分好转。而为什么他们常常难以表达自己的痛苦呢？最重要的原因，是没有好的听众。

就像听一场演奏会，好的听众会提前几分钟入场，静静坐着等待，中途不会发出声音，不会喝水、吃东西，不会拿出手机来拍照，甚至不会在乐章之间鼓掌——更无法想象他们会走上舞台，对演奏者说你该这样弹、那样拉。但他们并非什么也没做，他们做了最重要的事：静静地感受。

面对抑郁者也是一样，你能做的最好的事，就是静静地感受。如果你做得足够好，他会感觉到你是一个好听众，会对你敞开心扉，甚至滔滔不绝。

（4）不要现身说法

"我当年遇到什么什么事的时候，也是难过得不行，后来我怎么怎么样，就走出来了。"很多抑郁者都不喜欢这种劝导，在他们看来，这话既充分表达了对他们的不理解，也炫耀了说话人的幸运人生。好比对一个刚查出癌症的人说："我也是呢，身体一直好好的，上个

月突然就感冒了，咳嗽咳得我以为自己都快死了。后来喝了点板蓝根，睡了两天，总算缓过来了，大难不死啊。所以我跟你说，你也不要悲观，只要有勇气，一定能战胜病魔。"

（5）不要在未经允许的情况下联系他的家人

有时候，你会很担心得抑郁症的朋友，又不知道自己能做什么。如果你碰巧认识他的家人，也许会想告诉他们，让他们来安慰安慰他。

家人可以在落难时安慰自己——这是和睦家庭才具有的功能。相当多抑郁者的原生家庭不是和和美美的，甚至是有"症状"的，在本书的第二章里，已经提供了很多例子。你以为他的家人可以安慰他，说不定他的家人正是那个伤他最深、导致他抑郁的人。未经允许联系他的家人，结果是难以预料的。

当然，一种情况下除外——当他可能有生命危险的时候。

刚才说了不要做什么，那我们可以做什么呢？

（1）不带评判地耐心倾听

像前面说到的，做他的好听众，听他说话，只是听，同时试着去感受他的痛苦——这样做已经会对抑郁的人有帮助，但这一点其实很难，经过多年训练的心理咨询师也无法时时刻刻做到。不过，作为普通人，你至少可以在听他讲话时不要评判，不要讨论对和错，不要对他进行思想教育……只是倾听和陪伴。

（2）在经过对方允许时，提供一些家务和生活支持

比如，帮他带饭、打扫卫生、请假等。但不要做太多，以免对

方有压力，同时要察言观色，事情做完差不多就可以离开，不要缠着他聊天，侵占他独处的时间。要记住，对很多抑郁的人来说，社交是一种负担。

（3）帮他寻找一些干预资源

你可以收集一些正规的精神科、心理咨询师、心理团体的信息给他，但不要帮他预约，等他准备好的时候让他自己去联系。

（4）简单表明你的心意

你可以认真地告诉他：你很在意他，他对你而言很重要，所以如果他有任何紧急需求，如遇到危险或想自杀，都可以随时联系你，你会来帮他。当然，要先谨慎评估自己能不能做到，能做到再说出来。

要提醒的是，抑郁的康复是一个漫长的过程，有些人可能需要好几年。所以，如果你想给他们提供帮助，请先仔细评估这些帮助的时限，并直接告诉他们。不要让他们对你有过多的期待又落空——生活给他们的打击已经够多了。

第 29 节　怎样应对自杀的意愿和行动？

前面说到，抑郁症最可怕的地方在于，如果任其发展，越来越严重，可能会有自杀风险。所以很多人也会想知道：如果在意的人因为抑郁症想自杀，我们能做什么呢？许多心理热线也常常接到类似的求助：这里有个人想自杀，怎么办啊？

这个问题属于"危机干预"的范畴，它是一个非常专业、非常困难的领域，不是我擅长的。而一本心理自助读物，恐怕承担不起在这样危险的问题上贸然给建议的责任。

心理咨询的一个工作方向是"治未病"，当局面十分艰难，让我们左也不对，右也不对，不知如何是好时，恐怕需要退一步思考问题：怎样可以避免进入这样艰难的境地呢？

好比说，如果你的家人有抑郁症。一天，你只是去买个菜，回来就发现他穿着睡衣爬上窗台骑在那里，嘴里说些让你感觉困惑不安的话——这时候你该怎么做呢？

问危机干预专家吧。

这一节中，我想讨论的是：怎样可以减少这种情形发生的可能性。

进入正题之前，仍要先说明：所有的办法都只是在"减少可能性"，哪怕你做好了所有防备，自杀及死亡仍有相当的可能性发生在重度抑郁者身上。这听起来是个让人沮丧的消息，背后却有一个朴实的心理学道理：无论我们怀有多大的善意、多高的智慧，做出多么审慎的判断、多么勇敢的行动，都无法完完全全让别人按照我们的想法去做。

如果进入当事人的视角，这个道理就是：别人无论多有能耐，都无法完全控制你，总有那么一部分，是只有你自己能决定的。

对比这两种叙述，你大概能想象这一观点怎样在不同的视角中给我们带来极其撕裂的感受。如果你是一个在意当事人的旁观者，恐怕无论如何都不希望当事人自杀；但如果你就是当事人，如果你认真思考过自杀的问题，恐怕会认为，这个世界再怎么摆布你，也绝不应该剥夺你掌控自己生死的权利。

在本节讨论的背景下，这意味着，当你想拯救一个自杀者时，务必提醒自己：无论你怎么努力，也有一定的可能性无法拯救他，因为他是否愿意被拯救比你是否愿意拯救他更重要。很多抑郁的人想逃离这个世界，本就是为了逃离他人对自己的期待，所以如果你想拯救他，就最好不要再对他抱有期待——不要期待他那么容易就被你拯救，不要期待他来满足你拯救他的欲望。你需要尽可能放平心态：如果实在拯救不了他，就当是做临终关怀吧。

让我们进入正题吧：怎样能"治未病"，减少陷入这种难题的可能性？

（1）如果你是抑郁者的家属，可以做什么？

①重视抑郁，早发现、早解决

不少自杀案例发生在抑郁多年的人身上，自杀的直接原因，不仅是各种难以承受的痛苦感受，也是对未来感到无望：痛苦本身熬一熬也许可以过去，但一想到这种痛苦可能没完没了，永无止境，恐怕很多人都会产生"那还不如死了算了"的想法。

所以，当你发现你在意的人正在经历痛苦和无望，就要开始想办法解决问题了，不要任这种痛苦和无望堆积，最终压垮他。

②尝试理解，而不要评判

像上一节中提到的，任何形式的评判，都可能给抑郁的人带来伤害，而在自杀这个问题上，他们最不喜欢听到的评判恐怕是："怎么那么想不开啊！"周围的人常常认为："你说想死是因为你病了，这是你病中说的疯话和胡话，等你把病治好了就不会这样想了。"而抑郁者自己的想法却是："我就是想死，我没有疯，也没有什么不清醒。"周围人如果把自己的想法强加给他，不仅无助于解决问题，反而可能加重他的抑郁。

什么是理解呢？就是放下自己的预设，进入对方的主观世界，发现在他的处境中，有那样的想法实在太自然、太正常、太合情合理了。

如果你能投入地倾听抑郁者讲述他的感受，并忍不住感慨道：

"唉，是啊，如果我也经历了你说的这些，恐怕也会痛苦到想去自杀吧！"这样一句话，如果是发自内心的，就是在自杀问题上，旁人能给抑郁者很好的共情了。

你也许会担心：这样说不就是认可了他的想法吗？他获得了支持，真的去自杀怎么办？在我的经验里并不会。几乎所有抑郁者自杀的原因之一，都是觉得这个世界上没人懂他。如果有人可以在生死这样的大问题上懂他，那他对这个世界一定会多一分不舍。

当然，如果这句话并没有从你内心自然地涌出，最好不要看了我的建议就去对他说假话。人家只是抑郁了，不是变傻了，如果发现你在操控他，他对这个世界的感受恐怕会变得更糟。

③直接和他讨论自杀的问题

如果你觉得上面一条很难："我是真的无论如何也想不通他为什么要自杀。"那么，仍然有你可以做的：发现他有自杀的想法和意图时，和他好好谈谈这个问题。

很多自杀的人在真正开始实施前，都有一个或长或短的阶段，会不时向周围人流露出自杀的想法，这可以说是他们的潜意识在向外界发出求救信号。而周围很多人对此怀有一种朴素的误解："自杀这种事，你只要不去想它，就不会真的去做。"所以他们听到这种信号时的反应是："不要胡思乱想啊。你就是想太多了才出问题。"然而，心理学的真相却是：越是告诉一个人不要想什么，他反而越容易想到（白熊效应）。同时，潜意识的求救信号也被忽略了，抑郁的人又经历了一次被忽视的创伤。

那要怎么和想自杀的人讨论自杀呢？

首先当然是问他为什么想自杀，仔细倾听，努力理解，尽量不要打断他的话，更不要评判。但如果你实在理解不了，就不妨在他说完后把自己的真实状态表达出来："我没法理解你为什么想自杀，但我很在乎你，不希望你死，我希望能为你做点什么，让你更愿意活在这个世界上。"

听听他会说什么。不用太担心，抑郁的人大多很"自觉"，不会提出"把你银行卡里的钱都转给我吧"这样的要求。

大部分时候，他想要的并不多，如希望你抱抱他；希望你多陪他一会儿；希望你帮他打个电话请假。但如果你发现他提出的要求中带有胁迫意味："如果你不多陪我一会儿我就不活了。"那他可能有边缘型人格倾向，这本书并不足以帮你应对这种状况，你需要了解一下边缘型人格相关的知识了。

当然，让他把需要你做的事情提出来时，也不要忘了你的初衷：不希望他自杀。所以，接下来你还要和他谈的一部分，就是确认这一点："我想你心里也有一部分并不希望自己死掉，对吧？"如果他说"不对"，你也不要质疑他，也许他现在不想谈这个问题，也许是不想和你谈。

如果他说，的确是这样，那么，你们就可以坐下来，仔细制订一个防止他自杀的方案。这个方案至少包括以下这些内容：

- A. 什么情况下他会想自杀？

- B. 什么情况下他会真的尝试自杀？

- C. 什么情况下他会真的有生命危险？

- D. 给 A、B、C 三类情况的每个具体条目定一个"危险指数"，并一一讨论，当它们发生，或快要发生时，分别可以做点什么让自己感觉好一点，不要在那条路上越走越远。比如，给你打电话，出门散步，回家躺进被窝里，拿出纸笔把想法记下来，打危机干预热线电话，放自己喜欢的音乐……你可以给他提建议，但记在方案里的，需要是他自己感觉有用的。还有，可以做点什么避免它们发生吗？比如，有的人每次给父母打完电话都会产生自杀念头——那就尽量不要给他们打电话。那些危险指数高的条目，有必要重点关注并做足防护。

- E. 准备好了方案，要监督他执行，不断回顾、修改、增加新的内容，删除那些试过了没用的条目。

要注意的是，这种有点机械的方式只是在试图减少自杀的可能性，或争取到一些时间，并不能真正解决抑郁问题，所以同时也要想别的办法解决抑郁问题本身。

请注意 B 和 C，有些人会直觉地认为它们描述的是同一类场景：尝试自杀＝有生命危险。来看看这两个例子：

- 有的人出现自杀想法时，会用头撞墙，但撞了几下感觉到很疼，就会自己停下来。这种情况虽然是在尝试自杀（B），但危险指数并不高。

- 还有的人，心情郁闷，睡不着觉，会半夜去高速公路上散步。虽然他心里可能没想着自杀这件事，但这很可能是一种下意识的自杀行为，就算他说自己并不想死，也的确有生命危险（C）。这种情况的危险指数，就应该定到最高。

（2）如果你自己就有抑郁倾向，可以做什么？

如果你就是那个抑郁的人，更要尽早承担起对自己心理健康的责任。

很少有人在刚刚进入抑郁状态时，就产生自杀的想法，很快做出周密的计划并付诸行动。大部分人是接二连三遭遇各种打击，渐渐进入一个滑坡的过程。首先，你可能只是半开玩笑地对自己说："真想去死啊！"接下来，你可能会开始"认真思考"死亡这件事："活着这么痛苦，还看不到希望，死了不就一了百了，什么痛苦都没了。"其次，自杀作为"人生这场游戏"一个可能的退出方式，被你保存进脑海里。最后，当你再次遭遇难以承受的负面情绪时，脑海里会出现一个冰冷的声音："死亡可以让你永远摆脱这一切。"

有时你会突然惊觉，猛地摇摇头："我不要死，我不能死，因为……"

- 不想让父母伤心。
- 孩子和宠物还需要你。

- 快到年底了，不想错过年终奖。
- 已经买了偶像演唱会的票，听完再死吧。

这是一个犹豫摇摆的阶段，你时而被深渊里安宁祥和的永夜吸引着，时而被人间的快乐和牵绊拉扯着。幸运的情况下，后者的力量更大，你被拉上来，摆脱了危险。回望那个阶段，你可能会自嘲说那是"青年时代的矫情"。不那么幸运的情况下，你会继续向下滑落，拉住你的力量越来越少，而那深渊，张开"温暖"的怀抱，离你越来越近。

本质上，我尊重任何人想要自杀的意愿。如果一个世界让你感觉如此糟糕，却还要剥夺你退出的权利，岂不太过残忍？但在现实层面，我希望所有想自杀的人都不要轻易自杀。再想想，再等等。这是一条有去无回的路，不像打游戏死了还可以读档重来。去和法医聊聊吧，他们知道有不少自杀者在最后一刻后悔了，但已经来不及了。一场以自杀开头的死亡事件，最后成了意外身故——如果你不幸成为那一个，是不是太遗憾了？

如果你赞同确有这种可能性，那么，请利用你还对这个世界有些牵挂、有些眷恋的宝贵时刻，参照上面的描述，回顾以往的体验，用文字、图画或任何你愿意使用的形式，描绘出自己的"滑坡过程"，不记得的地方，可以用想象代替。然后，参考前面的方式，为自己制订一个防止自杀的方案。随身带着它，经常回顾、修改。

但我也希望抑郁者的家属和朋友不要把本节单独拿出来，作为一个"劝诫自杀者"的文本递呈给他们。相比任何形式的劝诫，抑郁者更需要的是被理解，甚至有时候，他们需要的仅仅是被理解。我把本节放在最后也有这个意思。

本书的大部分笔墨，都在尝试理解抑郁的你，如果你通过认真阅读并实践前面的章节，发现最后这一节对你而言是多余的——这就是对本书最高的褒奖。

后　记

抑郁不是什么神秘的心理现象。从弗洛伊德著名的文章《哀伤与抑郁》开始，精神分析在过去一个世纪里，已经积累起关于抑郁的大量案例、理论和工作经验。可以说，对于有几年认真工作经验的咨询师而言，抑郁并不是什么"疑难杂症"。

但在精神分析圈子之外的很多人看来，抑郁似乎还是"科学尚未揭开的奥秘"。其中很大一部分原因，恐怕是精神分析术语带来的门槛和交流障碍。

从事心理咨询师的这些年里，我一直在努力尝试，不用任何精神分析的术语，而只用日常生活的语言，把心理现象阐述清楚。这不仅是我个人的写作偏好，也是工作带给我的要求：我尽量避免在和来访者交谈时使用术语。对抑郁者来说，在内心状态不好的情况下，还被要求为解决自己的问题学习新的术语和理论，我认为这过于艰难，也不太公平。

本书是我第一次以一本书的篇幅来尝试这件事。成败与否，留给读者评论。

　　精神分析或心理学听起来有种"高大上"的感觉，但我希望有一天，其中的道理能够传递给普通人，促进他们对自我和生活的理解，获得更释然、更丰富的内心体验。

　　在本书的最后，我想对所有来访者表达衷心的谢意：我未必带给你们收获，但你们用自己的生命体验教会我的，远胜过任何理论、书本和老师。

图书在版编目（CIP）数据

你好，抑郁：抑郁自救指南 / 于玲娜著 . -- 北京 ：
中国法治出版社，2025. 2. -- ISBN 978-7-5216-4980-2

Ⅰ . R749. 4-62

中国国家版本馆 CIP 数据核字第 2025WL4365 号

策划 / 责任编辑：陈晓冉　　　　　　　　　　　封面设计：李　宁

你好，抑郁：抑郁自救指南

NI HAO, YIYU: YIYU ZIJIU ZHINAN

著者 / 于玲娜

经销 / 新华书店

印刷 / 三河市紫恒印装有限公司

开本 / 710 毫米 ×1000 毫米　16 开　　　　　印张 / 14.25　字数 / 145 千

版次 / 2025 年 2 月第 1 版　　　　　　　　　2025 年 2 月第 1 次印刷

中国法治出版社出版

书号 ISBN 978-7-5216-4980-2　　　　　　　　　　　　定价：49.80 元

北京市西城区西便门西里甲 16 号西便门办公区

邮政编码：100053　　　　　　　　　　　　传真：010-63141600

网址 : http://www.zgfzs.com　　　　　　　**编辑部电话：010-63141835**

市场营销部电话：010-63141612　　　　　　**印务部电话：010-63141606**

（如有印装质量问题，请与本社印务部联系。）